Korn • Rudolf

Sorgenlos und grübelfrei

Oliver Korn • Sebastian Rudolf

Sorgenlos und grübelfrei

Wie der Ausstieg aus der Grübelfalle gelingt. Selbsthilfe und Therapiebegleitung mit Metakognitiver Therapie

3., überarbeitete Auflage

BELTZ

Dipl.-Psych. Dr. rer. hum. biol. Oliver Korn
Praxis für Psychotherapie Groß Grönau
Berliner Str. 6
23627 Groß Grönau
E-Mail: info@korn-psychotherapie.de

Dr. med. Sebastian Rudolf
HELIOS Fachklinik Schleswig GmbH
St. Jürgener Str. 5a
24837 Schleswig
E-Mail: Sebastian.Rudolf@helios-gesundheit.de

MIX
Papier | Fördert gute Waldnutzung
FSC® C089473

Dieses Buch ist erhältlich als:
ISBN 978-3-621-28990-0 Print
ISBN 978-3-621-29003-6 E-Book (PDF)
ISBN 978-3-621-29111-8 E-Book (EPUB)

3. Auflage 2024

Beltz Verlagsgruppe GmbH & Co. KG
Werderstraße 10, 69469 Weinheim
service@beltz.de

Lektorat: Dagmar Kühnle Zerpa
Umschlagbild: GettyImages/Robert Daly
Herstellung: Victoria Larson
Satz: WMTP Wendt-Media Text-Processing GmbH, Birkenau
Gesamtherstellung: Beltz Grafische Betriebe, Bad Langensalza
Beltz Grafische Betriebe ist ein klimaneutrales Unternehmen (ID 15985-2104-1001).
Printed in Germany

Weitere Informationen zu unseren Autor:innen und Titeln finden Sie unter: www.beltz.de

Inhalt

Vorwort zur 3. Auflage

Seitdem Erscheinen der ersten Auflage sind nun schon einige Jahre vergangen. Wir freuen uns, dass unser Buch eine breite Leserschaft gefunden hat und wollen uns für die zahlreichen freundlichen und immer konstruktiven Rückmeldungen herzlich bedanken. Wir setzten das Buch häufig als Ergänzung zu den von uns durchgeführten Metakognitiven Therapien ein und haben den Eindruck, dass ein ergänzendes Lesen auch in der Therapie durchaus hilfreich sein kann, diese ersetzen kann es allerdings nicht. Auch hier bekommen wir dann Rückmeldungen, Nachfragen und Vorschläge, für die wir an dieser Stelle auch unseren Patienten und Patientinnen gerne danken möchten. Die Metakognitive Therapie ist eine neue vitale Form des Umgangs mit unseren Gedanken und Emotionen und so machen wir auch im praktischen (persönlichen wie therapeutischen) Alltag Erfahrungen und gewinnen neue Erkenntnisse, die wir in dieser überarbeiteten Auflage berücksichtigt haben. Dabei war es uns ein Anliegen, die uns häufig genannte gute Lesbarkeit und Überschaubarkeit zu erhalten und doch die aus unserer Sicht relevanten Änderungen möglichst so in den Text zu integrieren, das diese günstigen Eigenschaften nicht verloren gehen. Wir hoffen, es ist uns gelungen.

Lübeck und Schleswig, im Januar 2024 *Oliver Korn, Sebastian Rudolf*

Einführung

»Eigentlich kann ich nicht klagen!« – wer kennt diese Aussage nicht? Die meisten Menschen haben diesen Satz schon einmal gehört und ebenso viele haben ihn selbst schon einmal ausgesprochen. Er enthält zwei interessante Aspekte: zum einen, dass viele Menschen wissen, dass es in unserem eigenen Land, aber erst recht im Rest der Welt unzählige Menschen gibt, denen es, gemessen an objektiven Kriterien, sehr viel schlechter geht als zum Beispiel dem »Durchschnittsbürger«. Zum anderen enthält er aber auch dieses kleine Wort »eigentlich«, das anklingen lässt, dass es eben doch – allen vermeintlich objektiven Kriterien zum Trotz – etwas zu beklagen gibt. Egal, durch welche Augen wir schauen, sei es durch die Augen eines jungen oder alten, eines reichen oder armen, eines kranken oder gesunden Menschen – es scheint in der Natur des Lebens zu liegen, dass es permanent aus Herausforderungen besteht. Dies können die kleinen Herausforderungen des Alltags sein, zum Beispiel das Auto, das morgens nicht anspringt und zur Folge hat, dass ich meinem Chef erklären muss, warum ich zu spät zum vereinbarten Termin gekommen bin; oder den Tag beginnen zu müssen, obwohl ich sehr unruhig geschlafen habe und mich am Morgen völlig zerschlagen statt erholt fühle. Dies können aber auch die großen Herausforderungen des Lebens sein, wie beispielsweise der unerwartete Erhalt der Diagnose einer schweren körperlichen Krankheit, der Verlust eines geliebten Menschen oder der Arbeitsstelle.

Objektive Situation – individuelles Erleben. Ein spannender Aspekt dabei ist, dass wir Menschen ein und dieselbe Situation völlig unterschiedlich erleben können. Wenn Sie mehrere Personen in einem Flugzeug zum Thema »Fliegen« befragen, so kann es sein, dass Sie von »superschön, toll« bis hin zu »schrecklich, hoffentlich ist es schnell vorbei« die verschiedensten Antworten auf die Frage erhalten, wie die einzelnen Personen diese Situation erleben. Dabei sitzen sie möglicherweise sogar nebeneinander und rein objektiv gesehen ist die Situation identisch. Gründe, warum es solche Unterschiede gibt, können vielfältig sein: Vielleicht hat die eine Person gerade einen Bericht über das Fliegen gesehen und weiß nun, dass das Flugzeug das sicherste Verkehrsmittel ist. Vielleicht hat eine andere Person tatsächlich schon einmal Probleme beim Fliegen erlebt, wie zum Beispiel eine Notlandung. Und wieder eine andere Person ist vielleicht schon von Kindesbeinen an immer eher ängstlich und vorsichtig gewesen und fliegt heute das erste Mal.

Ein gesundes Gefühlsleben: Gefühlen kommen und gehen wie Wellen

Wie wir bis hierhin sehen konnten, können Menschen in ein- und derselben Lebenssituation ganz unterschiedliche Gedanken und Gefühle erleben. Ebenso interessant ist das Phänomen, dass gesunde Menschen und Menschen, die unter einer psychischen Störung leiden, sich inhaltlich in ihren Gedanken und Gefühlen i. d. R. überhaupt nicht unterscheiden. Auch gesunde Menschen haben z. B. Angst, sind traurig, schämen sich einmal oder fühlen sich schuldig und berichten extreme Gedanken, unangenehme Erinnerungen oder merkwürdige Vorstellungen, etc. Wenn also der Blick auf die Inhalte unserer Gedanken und Gefühle keine Hilfe dabei ist, ein gesundes Gefühlsleben von einem »kranken« Gefühlsleben zu unterscheiden, welcher Blick ist es dann? Um diese Frage zu beantworten, möchte ich Sie bitten, Folgendes zu tun:

Denken Sie bitte an eine Situation, die Sie gut erinnern können und in der Sie Angst hatten, frustriert oder traurig waren oder sich geärgert haben und die entsprechenden Gedanken erlebt haben. Und nun schreiten Sie bitte in der Zeit voran: Wie ist es einen Tag später gewesen, wie zwei Tage später, wie drei Tage später? ...? Wo sind Ihre Gedanken und Gefühle zu der Situation geblieben, nachdem zunehmend mehr Zeit vergangen ist? Die typische Antwort lautet: Weg! Sie sind vergangen! Oft reichen wenige Minuten, manchmal sind es Stunden und selten mehr als ein Tag, den es dafür benötigt. Dieses »Kommen und Gehen« ist mit dem o. g. Vergleich mit den Wellen gemeint. Und sind die Gedanken und Gefühle zu alten Situationen erst einmal vergangen, so bleiben sie es häufig auch für eine längere Zeit.

Die Gedanken- und Gefühlswellen von psychisch kranken Menschen hingegen sehen anders aus. Diese Wellen scheinen viel länger zu dauern, manchmal Wochen oder gar Monate, und zudem größer und größer zu werden. Wenn diese Wellen einmal abklingen, dann bleibt oft ein »Wellenrest« zurück und zudem entsteht sehr schnell eine neue Welle aus Angst, Traurigkeit, o. Ä. Diese Art von Gefühlsleben ist im Falle von unangenehmen Gefühlen nachvollziehbarerweise sehr viel belastender als die gesunde Version und führt uns automatisch zu den Fragen: Wie lässt sich dieses Phänomen erklären? Und: Welche Möglichkeiten haben Betroffene, ihr Gefühlsleben wieder zu normalisieren? Die Metakognitive Therapie versucht diese Fragen zu beantworten, aber dazu später mehr.

Wir alle werden im Verlauf des Lebens mit unseren ganz persönlichen Herausforderungen konfrontiert – ob wir wollen oder nicht. Für den Fortgang unseres Lebens ist es allerdings nicht wichtig zu wissen, warum ich z. B. Angst empfinde, wenn ich ein Flugzeug betrete. Viel wichtiger hingegen ist die Frage, ob ich einen Weg finde, fliegen zu können, weil ich so gerne einmal nach Australien reisen möchte, oder ob ich diesen Traum aufgrund meiner Flugangst begrabe.

So wie wir Menschen uns in unserem Erleben von Situationen unterscheiden, so wählen wir auch verschiedene Wege, um die persönlichen Hürden unseres Erlebens zu überspringen. Unsere Bewältigungsstrategien sind in dieser Hinsicht ein gewichtiger Faktor und haben manchmal leider auch zur Folge, dass wir an einer Hürde ins Straucheln kommen oder sogar stürzen. Wenn wir hier von Bewältigungsstrategien sprechen, dann ist damit nicht nur gemeint, wie wir uns verhalten. Bewältigung beginnt in der Regel schon viel früher, nämlich direkt mit der jeweiligen Situation im Kopf.

Beispiel

Frau Flugscheu hat sich entschlossen, endlich einmal mit dem Flugzeug zu verreisen. Mutig hat sie ein Ticket gekauft und nun ist der große Tag da. Die letzten Tage hat die Aufregung schon merklich zugenommen und seit heute Morgen – vorher hatte sie die Arbeit gut abgelenkt – beschäftigt sie sich pausenlos mit dem Thema Fliegen. Alles fing schon nach dem Aufwachen mit dem Gedanken an: »Was, wenn es aber ausgerechnet mit meinem Flug Probleme geben sollte?« und Frau Flugscheu verbrachte den Vormittag und den Weg zum Flughafen damit zu überlegen, welche Probleme es geben könnte und ob und wie sie sich dann vielleicht in Sicherheit bringen könnte. Leider wurde sie dadurch immer ängstlicher. Als sie schließlich ihr Flugzeug sehen konnte, versuchte sie sich daher genau darauf zu konzentrieren, ob es Anzeichen dafür gab, dass der Flieger defekt sein könnte: Ist das Profil der Reifen nicht komplett abgefahren? Klingen die Triebwerke nicht irgendwie merkwürdig? Hat nicht der Flugkapitän gerade selber so einen kritischen Blick auf sein Flugzeug geworfen? Die Angst wurde nun noch einmal stärker und so beschloss Frau Flugscheu in letzter Sekunde, ihren Urlaub doch zuhause zu verbringen. Da ist es doch eigentlich eh am schönsten, oder?

An dem Beispiel von Frau Flugscheu lässt sich erkennen, dass Bewältigung mehr beinhaltet als nur die klassische Verhaltensebene. Frau Flugscheu macht sich Gedanken hinsichtlich der Sicherheit des Fliegens – genauer gesagt macht sie sich Sorgen – und lenkt zudem ihre Aufmerksamkeit gezielt auf potenzielle Anzeichen dafür, dass mit ihrem Flugzeug etwas nicht in Ordnung sein könnte.

Auch wenn diese beiden Strategien eigentlich zu ihrer Sicherheit gedacht sind, so haben sie doch große Nachteile: Fliegen erscheint ihr immer gefährlicher, sie fühlt sich immer ängstlicher und flüchtet daher folgerichtig aus dieser für sie subjektiv gefährlichen Situation. Damit verzichtet sie jedoch auf den Urlaub, auf den sie sich eigentlich so gefreut hat, und das, obwohl der Flieger letztendlich doch sicher an ihrem Urlaubsort angekommen ist.

GUT ZU WISSEN

Wie ich mich gedanklich mit Situationen beschäftige und worauf ich meine Aufmerksamkeit lenke, sind zwei wichtige Elemente meiner Bewältigungsstrategien.

Metakognitive Therapie

Die Metakognitive Therapie (MCT) und alle mit ihr verbundenen im Folgenden vorgestellten Konzepte wurden von Adrian Wells, Professor für Klinische Psychologie an der Universität in Manchester, entwickelt und im deutschsprachigen Raum in seinem psychotherapeutischen Fachbuch »Metakognitive Therapie bei Angststörungen und Depression« beschrieben (Wells, 2011). Wie auch einige andere Methoden zählt die Metakognitive Therapie zu den neueren Entwicklungen der Verhaltenstherapie und betrachtet sich selbst als eine Weiterentwicklung der Kognitiven Therapie. Die MCT versteht psychische Störungen vor dem Hintergrund der eingesetzten Bewältigungsstrategien und richtet dabei ein besonderes Augenmerk auf die Art und Weise, wie Menschen in bestimmten Situationen denken und wie sie die Möglichkeit, Aufmerksamkeit zu lenken, einsetzen. Es existieren zahlreiche wissenschaftliche Befunde, dass bestimmte Arten des Denkens und der Aufmerksamkeitslenkung mit verschiedenen psychischen Erkrankungen in Beziehung stehen. Eben diese problematischen Muster des Denkens und der Aufmerksamkeitslenkung gilt es zu erkennen und zu verändern, wenn man wieder gesund werden möchte. Hierfür ist es nötig, auch auf das zugehörige Steuerungssystem Einfluss zu nehmen.

Metasystem und Metakognitionen. Dieses übergeordnete Steuerungssystem, das sogenannte Metasystem, besteht aus Überzeugungen über Denk- und Aufmerksamkeitsprozesse sowie über Gedanken an sich. Diese Überzeugungen, die Metakognitionen, bestimmen, welche Strategien jeder von uns einsetzt und wie häufig und wie ausdauernd wir dies tun. Metakognitionen sind zum Beispiel Überzeugungen wie »Sorgen-Machen hilft mir, besser auf unangenehme Ereignisse vorbereitet zu sein! (Ich habe dann schon einen Notfallplan im Hinterkopf)« oder »Es ist wichtig, meine Aufmerksamkeit auf alle potenziellen Gefahren zu richten, dadurch gewinne ich Sicherheit!« Diese Metakognitionen, die das vermeintlich Gute von bestimmten Strategien beschreiben, nennen wir daher auch positive Metakognitionen. Negative Metakognitionen handeln im Gegensatz dazu von den unangenehmen Seiten einer bestimmten Strategie, zum Beispiel: »Wenn ich mit dem Sorgen-Machen angefangen habe, dann kann ich nicht mehr aufhören!« oder »Diese Erinnerungen machen mich noch verrückt!«

Wenn wir unsere Bewältigungsstrategien prüfen und zu dem Ergebnis kommen, dass sie unser emotionales Wohlbefinden beeinträchtigen und unser Leben sogar erschweren, dann sollten wir also auch unsere zugehörigen Metakognitionen in Frage stellen, damit wir unsere Art, mit den Herausforderungen des Lebens umzugehen, verbessern können. Vielleicht stimmt es ja gar nicht, dass Sorgen-Machen zusätzliche Sicherheit bringt? Und vielleicht lassen sich meine Denkprozesse ja doch steuern, möglicherweise setze ich manchmal nur nicht die richtigen Techniken ein …

Wobei hilft dieses Buch?

Das vorliegende Buch soll Ihnen dabei helfen, in den jeweiligen herausfordernden Situationen die tatsächlich sinnvollste Strategie zu wählen. Die Informationen im Buch sollen Sie mit Wissen und Erkenntnissen versorgen, die notwendig sind, um mit weniger Aufwand erfolgreicher die Hürden Ihres Lebensalltags zu meistern. Denn wenn wir schon unseren Denkapparat benutzen und geistige Energie und Zeit investieren, dann sollte es sich auch für uns lohnen! Die Bedeutung von »Nutzen« oder »Lohn« geht dabei über ein rein effizienteres Vorgehen hinaus. Sie umfasst auch ein bestmögliches Wohlbefinden und vielleicht auch manchmal ein Empfinden von Glück. Schon in der amerikanischen Verfassung wurde das »Streben nach Glück« (»pursuit of happiness«) als Recht festgeschrieben, wahrscheinlich, weil es zu den menschlichen Grundbedürfnissen gehört.

Die aktuelle wissenschaftliche Forschung unterstreicht die Nützlichkeit des metakognitiven Ansatzes. Ein Großteil der mit MCT behandelten Patientinnen und Patienten mit unterschiedlichen Krankheitsbildern profitiert in relativ kurzer Zeit sehr und nachhaltig von diesem Vorgehen. Machen auch Sie sich dieses Potenzial zunutze!

Für wen ist dieses Buch geeignet?

Auch für Menschen ohne psychische Probleme ist der vorliegende Ansatz spannend. Da wir alle täglich mit den verschiedensten beruflichen und privaten Belastungen konfrontiert sind, sind wir auch ständig gefordert, möglichst nützliche Bewältigungsstrategien einzusetzen. Der vorliegende Ansatz zeigt Ihnen, wie Sie Ihre Denk- und Aufmerksamkeitsprozesse flexibler gestalten können, damit der Einsatz Ihres »Denkapparates« Ihnen tatsächlich von Nutzen ist. Sie werden merken, dass Sie auf diesem Weg Einfluss auf die Intensität und Dauer von Emotionen gewinnen, die in Ihren alltäglichen Situationen entstehen, und sich neue Möglichkeiten eröffnen, sich auch auf der Verhaltensebene anders und hoffentlich »besser« zu verhalten. Gerade in einer Zeit, in der sich die Anforderungen in der Arbeitswelt kontinuierlich ändern, könnte der optimierte Einsatz Ihrer mentalen Ressourcen dazu beitragen, gesund und leistungsfähig zu bleiben und Sie vor Leistungsängsten oder einem »Ausbrennen« zu schützen.

Für all diejenigen, die sich in einer metakognitiven Therapie befinden, ist das Buch ein idealer Begleiter: Grundlegende Ideen lassen sich hier noch einmal nachlesen und Beispiele sorgen dafür, dass diese auch leichter zu verstehen sind. An verschiedenen Stellen enthält das Buch zudem Anregungen, Übungen und Tipps, die eine Therapie an der einen oder anderen Stelle vielleicht sogar noch vertiefen oder ergänzen können.

Aber auch ohne begleitende (metakognitive) Therapie ist das Buch für Menschen mit (leichten) psychischen Problemen interessant. Es vermittelt Erkenntnisse, welche Faktoren dazu beitragen, dass sich psychische Beschwerden intensivieren und bestehen bleiben, und stellt Wissen, Beispiele und Übungen bereit, um diese Erkenntnisse im Sinne eines Selbsthilfeansatzes zu nutzen.

Wie lese ich dieses Buch?

Das vorliegende Buch soll Ihnen die wissenschaftlichen Erkenntnisse der metakognitiven Theorie und Therapie in verständlicher Form nahebringen und für Sie nutzbar machen. Es gibt verschiedene wirksame Theorien und Behandlungsmethoden von psychischen Störungen und es geht in diesem Buch nicht darum, andere Vorgehensweisen zu bewerten. Wenn Sie jedoch von diesem Buch profitieren möchten, dann ist es notwendig, dass Sie bereit sind, den Inhalten mit Offenheit begegnen, Bezüge zu Ihrem Lebensalltag herzustellen und Übungen auszuprobieren.

Metakognitives Bewusstsein. Ein wesentlicher Aspekt stellt die Schulung des sogenannten metakognitiven Bewusstseins dar, das heißt des Bewusstseins für Gedanken, Vorstellungen, gedankliche und Aufmerksamkeitsprozesse, die bei den meisten Menschen hochautomatisch und an ihrer bewussten Wahrnehmung vorbei ablaufen. Dieses Bewusstsein ist die notwendige Voraussetzung für eine Veränderung und seine Schulung daher ein wichtiger Übungsbereich. Versuchen Sie, die Inhalte des Buches und seine Beispiele immer wieder mit Ihrem Alltag und Ihren persönlichen Lebenserfahrungen zu verknüpfen: Wie war bzw. ist die

Situation bei mir? Was passiert in meinem Bewusstsein? Welches sind meine Bewältigungsstrategien? Sind sie – kurz- und auch langfristig – lohnenswert?

Übungen und Metaphern. Das Buch enthält zudem verschiedene Übungen und Metaphern. Manche dienen dazu, Bewältigungsstrategien, die viele Menschen einsetzen, noch einmal auf ihren Nutzen hin zu prüfen. Andere stellen eine Art Training von mentalen Fähigkeiten dar, die Sie in Ihrem Alltag benötigen, um (noch) erfolgreicher mit schwierigen Situationen umgehen zu können. Wieder andere bestehen aus Techniken, die Sie in Ihren ganz persönlichen Lebenssituationen anwenden sollen, wenn dort bisher noch ungünstige Bewältigungsstrategien ablaufen und Sie diese verändern möchten. Letztere werden Sie in kleinen Übungen im Buch kennenlernen. Für eine gelungene Übungsdurchführung empfehlen wir zwei mögliche Vorgehensweisen:

(1) Sie lassen sich von einer anderen Person anleiten. Diese liest den Übungstext für Sie und Sie können sich mit geschlossenen Augen ganz auf die Übung konzentrieren.

(2) Sie nehmen den Übungstext auf, z. B. mit Ihrem Smartphone. Anschließend spielen Sie die Aufnahme ab und können sich ebenfalls mit geschlossenen Augen in Ruhe auf die Übung konzentrieren. Sollte es Ihnen komisch vorkommen, die eigenen Stimme zu hören, dann geht es Ihnen so, wie den meisten anderen Menschen. Lassen Sie sich davon nicht beirren! Zudem gibt es Fachkollegen, die davon überzeugt sind, dass Übungsanleitungen mit der eigenen Stimme sogar noch wirksamer für Sie sein werden, als wenn eine andere Person Sie durch die Übung führt.

Vermutlich werden Sie überrascht sein, dass es relativ leicht möglich ist, die Übungen so durchzuführen, wie sie gedacht sind. Die Schwierigkeit – und hier bedarf es dann des metakognitiven Bewusstseins und viel Übung – besteht jedoch darin, diese Techniken in Ihrem Alltag genau dann einzusetzen, wenn es für Sie von Vorteil ist. Hier möchten wir jetzt schon an Ihren Einsatz und an Ihr Durchhaltevermögen appellieren. Mentale Prozesse sind häufig so stark automatisiert, dass es völlig normal ist, dass ihre Veränderung Übung und auch Zeit erfordert. Sollten Sie dennoch den Eindruck haben, dass Sie es alleine nicht schaffen, dann wenden Sie sich an eine Psychotherapeutin oder einen -therapeuten, die bzw. der in MCT ausgebildet ist. Sie werden Ihnen bestimmt weiterhelfen können.

P.S.: Sollten Sie sich näher für den Begründer des Ansatzes, Adrian Wells, interessieren, finden Sie im Kapitel »Noch mehr Information« ein kleines Interview mit ihm, in dem er auf einige Fragen zur MCT eingeht.

Die Metakognitive Therapie in Kürze

1.1 Automatische Gedanken

Wenn es um die Bewältigung unseres Lebens geht, schaltet sich unser Gehirn ein. Und dies macht es völlig automatisch und auf seine ganz eigene Art, egal, ob uns das gefällt oder nicht. Wir alle kennen diese »automatische Mitarbeit« aus unserem Alltag. Sie zeigt sich immer dann, wenn uns plötzlich (und manchmal unerwartet) Gedanken oder Erinnerungen in den Kopf schießen und dazugehörige Gefühle entstehen. Dieses Phänomen der automatischen Gedanken und inneren Bilder teilen alle Menschen. Es lässt sich leicht mit der folgenden kleinen Übung illustrieren:

Vervollständigen Sie bitte das folgende Sprichwort: »Aller Anfang ist ______________________!« Welches Wort fehlt hier?

Mussten Sie tatsächlich lange darüber nachdenken, dass es das Wort »schwer« ist, oder war es plötzlich und automatisch in Ihrem Kopf, als Sie »Aller Anfang ist …« gelesen haben? Dieses Sprichwort »Aller Anfang ist schwer!« ist vielen Menschen einfach sehr gut bekannt, weil sie es oft in ihrem Leben gehört oder gelesen haben. Für unser Gehirn reichen in diesem Fall die ersten Worte, es verknüpft sie blitzschnell mit seinem Erfahrungsschatz und schon ist das Wort »schwer« in unserem Bewusstsein.

Jeden Tag haben wir mehrere tausend solcher automatischen Gedanken oder Vorstellungen, die manchmal auch mit den entsprechenden Gefühlen einhergehen. Sie sind normal und wir können sie kaum beeinflussen. Oft lässt sich tatsächlich leicht erkennen, warum plötzlich bestimmte Gedanken auftauchen. Ein bekanntes Beispiel ist das Hören eines bestimmten Liedes – und schon hat man die damit verbundenen Erinnerungen vor Augen, zum Beispiel an einen geliebten Menschen oder einen Urlaub. Genauso wenig ist es verwunderlich, dass manchmal Gedanken auftauchen, wie »Beim nächsten Mal bringe ich den Kerl um!«, wenn man sich gerade extrem über jemanden geärgert hat, »Hoffentlich falle ich nicht durch!« vor einer wichtigen Prüfung oder »Was bin ich nur für ein Idiot!« nach einem Missgeschick. Wir könnten hier unzählige Beispielsituationen anführen und Sie werden eine Vielzahl von Verknüpfungen entdecken, die Ihr Gehirn praktisch automatisch zwischen Sinneswahrnehmungen und Lebenserfahrungen herstellt, wenn Sie genauer darauf achten.

GUT ZU WISSEN

Ob es uns gefällt oder nicht – wir haben jeden Tag mehrere tausend automatische Gedanken und Vorstellungen, die manchmal auch mit den entsprechenden Gefühlen einhergehen.

Extreme Gedanken. Gedanken können auch sehr extrem sein. So berichten Menschen, dass sich in schwierigen Lebensphasen auch Gedanken melden, die sich mit Lebensüberdruss beschäftigen und ihnen »raten«, das Leben besser zu beenden. Und manchmal sind Gedanken auch extrem und ihr Auftauchen einfach nur unverständlich, wie zum Beispiel die Erfahrung mancher Menschen, dass sie auf einem hohen Turm an einem Geländer stehen und denken: »Jetzt könnte ich da hinunterspringen!«. (Weitere Beispiele sind Gedanken, einem geliebten Menschen Gewalt zuzufügen oder vor dem Chef etwas Obszönes zu sagen.) Wissenschaftliche Untersuchungen belegen aber, dass auch diese sehr extremen Gedanken und Vorstellungen normal sind, denn 90 % von untersuchten gesunden Menschen berichten, dass sie hin und wieder solche Gedanken haben. Wichtig ist dabei: Das Auftreten von derartigen Gedanken und Vorstellungen ist normal und gehört zum Leben dazu. Und es ist etwas grundlegend anderes als derartige Dinge zu tun!

Häufiges Wiederauftreten von Gedanken. Wie man an den verschiedenen Beispielen schon sehen kann, sind Gedanken und Erinnerungen nicht immer schön. Häufig sind sie auch traurig, beängstigend, beschämend oder einfach nur belastend, weil sie ständig wieder auftreten. Und daher ist es auch verständlich, dass viele Menschen versuchen, bestimmte Gedanken und Erinnerungen zu unterdrücken. Wenn wir beispielsweise an eine Person denken, die etwas Schreckliches in ihrem Leben erlebt hat, zum Beispiel einen Überfall, dann ist es leicht nachvollziehbar, dass diese Person wahrscheinlich nicht mehr an diesen Überfall erinnert werden möchte. Dies sieht unser Gehirn jedoch – zumindest in der ersten Zeit nach dem Überfall – ganz anders. Sämtliche Dinge, die nur minimal an dieses Ereignis erinnern, lösen sofort die Erinnerung an den Überfall aus. Für die betroffene Person ist das sehr unangenehm, aus der Sicht unseres Gehirns jedoch zwingend notwendig. Durch den Überfall hat es nämlich gelernt, dass bestimmte Dinge, wie ein bestimmtes Geräusch, ein bestimmter Typ Mensch usw. ein Anzeichen dafür sein könnten, dass man erneut überfallen wird. Und somit kann das Auslösen der alten Erinnerung als eine Warnung des Gehirns an seinen »Besitzer« verstanden werden: »Pass auf, dass dir das jetzt nicht noch einmal passiert, und bring dich in Sicherheit!« Da Überfälle in der Regel zum Glück nicht täglich passieren, stellen aber gerade diese »Warnungen des Gehirns« in den Wochen nach einem solchen Ereignis für den Betroffenen nun die Hauptbelastung in seinem Leben dar, ohne dass das eigentliche Ereignis wieder auftritt. Und da liegt es nahe, zu versuchen, sich dieser unliebsamen Gedanken und Erinnerungen und der damit einhergehenden Emotionen zu entledigen.

ZUM AUSPROBIEREN

Lassen sich Gedanken und innere Bilder unterdrücken?

Setzen Sie sich entspannt hin, schließen Sie die Augen und versuchen Sie sich eine leuchtend blaue Giraffe vorzustellen. Wenn Ihnen dies gelungen ist und Sie eine blaue Giraffe vor Ihrem inneren Auge sehen können, dann tun Sie bitte Folgendes: Versuchen Sie für einen Zeitraum von zwei Minuten alles dafür zu tun, dass verbale Gedanken an und Vorstellungen einer blauen Giraffe aus Ihrem Bewusstsein verschwinden! Strengen Sie sich richtig an und versuchen Sie, Ihr Bewusstsein von blauen Giraffen zu befreien. Los geht's!

Wie ist es Ihnen in dem Experiment ergangen? Die meisten Menschen, die dieses Experiment durchführen, berichten, dass sie sich sehr angestrengt haben, blaue Giraffen zu eliminieren. Viele versuchen, sich etwas Bestimmtes vorzustellen, zum Beispiel den letzten Urlaub, oder denken intensiv über etwas nach (die Einkaufsliste für heute Abend, ein aktuelles Problem und seine mögliche Lösung, eine Rechenaufgabe usw.). Viele versuchen also, mit intensiver geistiger Arbeit Vorstellungen und Gedanken an eine blaue Giraffe verschwinden zu lassen. Doch selbst wenn man sich sehr anstrengt, die Erfolge sind in der Regel bescheiden. In den allermeisten Fällen taucht sie trotzdem immer wieder auf: vielleicht in meiner Urlaubserinnerung auf der Skipiste oder als Schlagwort auf meiner Einkaufsliste. Und selbst wenn es manchmal Menschen gibt, die es schaffen, die blaue Giraffe für zwei Minuten zu verbannen, so wird schnell klar, dass es nahezu unmöglich wird, sie nicht nur für zwei Minuten, sondern für den Rest des Lebens aus dem Kopf zu verbannen. Viele Menschen berichten sogar, dass umso mehr blaue Giraffen vor dem inneren Auge auftauchen, je intensiver sie versuchen, sie wegzubekommen. Es scheint so zu sein, als wenn das Gehirn gerade dadurch, dass man so intensiv gegen eine Vorstellung oder einen verbalen Gedanken ankämpft, lernen würde, dass es sich bei dem bekämpften Inhalt um eine ungeheuer wichtige Sache handeln muss. Nur ist unser Gehirn der Meinung, dass wichtige Gedanken unbedingt in unser Bewusstsein gehören, damit wir sie berücksichtigen können, wenn wir unser Leben gestalten.

GUT ZU WISSEN

Unliebsame Gedanken, Erinnerungen und Vorstellungen sowie die damit einhergehenden Gefühle lassen sich nicht bzw. nur kurzfristig unterdrücken. Zudem führt der Versuch häufig dazu, dass die unterdrückten Inhalte in der Folge sogar häufiger auftreten können. Unser Gehirn ist ein Wunderwerk, es kann eines aber nicht, etwas nicht tun!

1.2 Die »Modi« – Gedanken und innere Bilder unterschiedlich erleben

Automatische Gedanken und innere Bilder sind häufig einfach eine tolle Sache. Der plötzliche Einfall, wie ich ein Problem lösen kann, eine kreative Idee, die plötzlich wieder auftauchende Vorstellung, wo ich den verlorenen Schlüssel hingelegt habe, ein warnender Gedanke, um diesen Hund lieber einen Bogen zu machen (und tatsächlich fletscht der plötzlich die Zähne) – es gibt unzählige Momente in unserem Leben, in denen automatische Gedanken tatsächlich eine Hilfe sind. Gleichzeitig jedoch haben wir ebenfalls manchmal unangenehme, extreme und unsinnige automatische Gedanken und selbst wenn sie überhaupt keine Hilfe für unser Leben sind (sondern eher »gedanklicher Ausschuss« oder »innerer Lärm«), so gehören sie offenbar doch zu unserem Leben dazu. Wir können dieses Phänomen der automatischen Gedanken und inneren Bilder sowie der dazugehörigen Emotionen tatsächlich nur akzeptieren und nach Möglichkeiten suchen, um bestmöglich mit ihm umzugehen.

Eine spannende Frage in dieser Hinsicht ist, wie intensiv sich automatische Gedanken auf Gefühle auswirken. Heißt das Auftauchen des Gedankens »Was bin ich nur für ein Idiot!« denn zwangsläufig, dass ich mich nun ganz deprimiert fühle? Oder löst der Gedanke »Bestimmt falle ich durch die Prüfung!« immer Panik aus? Lassen Sie es uns ausprobieren.

ZUM AUSPROBIEREN

Durch Gedanken intensive Gefühle auslösen

Denken Sie bitte die folgenden Gedanken: »Ich fühle mich heute den ganzen Tag schon so komisch! Bestimmt habe ich eine schwere Krankheit! Hoffentlich werde ich nicht sterben!«

Wenn Sie dies getan haben:

Welche Gefühle sind ausgelöst worden?

Wie stark waren diese?

In einer realen Situation, in der wir plötzlich von solchen Gedanken »überfallen« werden, wären einige Menschen von intensiver Angst erfüllt gewesen. Haben Sie auch gerade beim Denken dieser Gedanken große Angst erlebt?

Wahrscheinlich haben Sie nur wenig oder gar keine Angst erlebt, als sie diese Gedanken gedacht haben. In einer realen Situation hingegen, wo diese Gedanken plötzlich und unerwartet auftreten, wäre es wahrscheinlich viel intensiver gewesen, vielleicht hätten Sie sogar intensiv Angst erlebt. Das Spannende daran ist: In beiden Situationen – beim Lesen dieses Buches und in der realen Situation – hätten Sie exakt die gleichen Gedanken in Ihrem Kopf gehabt. Und doch hätten Sie ganz unterschiedlich intensive Gefühle erlebt. Woran liegt das?

Wells (2011) beschreibt in seinem Ansatz der Metakognitiven Therapie zwei unterschiedliche Arten, Gedanken und innere Bilder zu erleben, nämlich den sogenannten Objekt- und den metakognitiven Modus.

Objektmodus

Im Objektmodus erleben wir Gedanken und innere Bilder wie die Realität. Wir erleben sie wie Tatsachen, das heißt so, als ob das, was uns gerade durch den Kopf geht, 100 % den realen Gegebenheiten entspricht. Im Extremfall bedeutet das, dass Menschen zum Beispiel eine Erinnerung für realer halten als die tatsächliche Wirklichkeit. Menschen, die eine Traumatisierung erleiden mussten, erleben manchmal sogenannte Flashbacks. In diesen Zuständen meinen sie manchmal an einem anderen Ort zu sein, von anderen Personen umgeben, die Dinge tun, die aktuell gar nicht geschehen. Und selbst wenn wir sie dann ansprechen, kann es sein, dass sie uns gar nicht erkennen, sondern uns für jemand anderen halten. Aber auch jeder psychisch gesunde Mensch kennt den Objektmodus. Wenn wir ein Buch lesen und uns vorstellen, wie es dort, wo das Buch spielt, wohl aussieht, oder wenn wir auf dem Sofa liegen und vom letzten Urlaub träumen: Manchmal meinen wir fast, die Sonne und den Wind zu fühlen oder das Rauschen des Meeres zu hören. Auch in vielen anderen Situationen erleben wir innere Ereignisse im Objektmodus. Wenn ein Kind verspätet von der Schule nach Hause kommt, geraten manche Eltern schier in Panik. Sie haben vielleicht den Gedanken »Es ist etwas Schlimmes passiert!« und sehen in ihrer Vorstellung bereits ganz deutlich vor sich, wie das Kind von einem Auto überfahren worden ist. Zum Glück ist es jedoch ganz anders gewesen, zum Beispiel hatte der Schulbus einfach Verspätung, und die ganze Angst war umsonst: Es waren doch nur Gedanken und innere Bilder und eben keine Tatsachen.

Der Objektmodus intensiviert also das emotionale Erleben von Gedanken und inneren Bildern und er ist in vielen Lebenssituationen durchaus eine große Hilfe. Wenn ich versuche, mir eine Wegbeschreibung möglichst bildhaft vorzustellen, wenn ich vom nächsten Wochenende träume oder wenn ich eine bestimmte Situation, wie etwa meine Geburtstagsfeier, planen will, dann ist der Objektmodus sehr gut geeignet.

Metakognitiver Modus

Aber wie verhält es sich mit unangenehmen Erinnerungen oder mit Gedanken und Vorstellungen an sehr unwahrscheinliche Ereignisse? Hier wäre ein Erleben im metakognitiven Modus von Vorteil. Das bedeutet: Im metakognitiven Modus erleben wir Gedanken und innere Bilder (und die dazugehörigen Emotionen) als das, was sie sind, nämlich erst einmal »nur« Gedanken und innere Bilder! Gedanken und innere Bilder sind grundsätzlich etwas anderes als die Realität, die wir mit unseren Sinnen erleben. Und in vielen Situationen ist es wichtig, das Bewusstsein dafür auch abzurufen. Wenn ich zum Beispiel vor einigen Jahren einen Autounfall gehabt habe, dann kann es sein, dass auch heute noch gelegentlich diese Erinnerung auftaucht. Allerdings ergibt es keinen Sinn, diese Erinnerung so intensiv wie Realität erleben zu wollen (Objektmodus). Stattdessen ist es viel hilfreicher, sich bewusst zu machen, dass es sich ja »nur« noch um eine Erinnerung handelt, und das Ereignis zum Glück bereits viele Jahre vergangen ist. Genauso verhält es sich auch mit den oben angesprochenen, extremen automatischen Gedanken. Wenn ich beispielsweise plötzlich den Gedanken habe, ich könnte jemandem etwas antun (obwohl ich das gar nicht will!), dann sollte ich versuchen, diesen Gedanken als automatischen Gedanken zu erleben, der nichts über mich und meine Wünsche, Bedürfnisse und Persönlichkeit aussagt. Wenn ich den Gedanken habe »Ich falle sowieso durch die Prüfung!« (obwohl ich mich eigentlich gut vorbereitet habe), dann sollte ich mir bewusstmachen, dass kein automatischer Gedanke der Welt die Zukunft vorhersagen kann, und dass ich versuchen muss, die Prüfung zu bestehen, wenn ich wirklich herausfinden will, ob ich sie schaffen kann. Wenn ich den plötzlichen Gedanken habe »Ich bin ein totaler Versager!« (weil etwas missglückt ist in meinem Leben), dann sollte ich mir ebenfalls bewusst machen, dass es sich um einen extremen automatischen Gedanken handelt, der in schwierigen Lebensmomenten dazugehören kann. Trotzdem sollte ich versuchen, meine Lebensprobleme zu lösen, da automatische Gedanken etwas anderes sind als ein tatsächliches Abbild meiner Persönlichkeit oder meiner Fähigkeiten.

Der metakognitive Modus reduziert die emotionale Intensität von Gedanken und inneren Bildern und es existiert eine Fülle von Situationen, in denen es für uns hilfreich ist, vom Objektmodus in den metakognitiven Modus zu wechseln. Die folgende und abschließende Übung lässt beide Modi leicht erleben und sie stellt die Modi und ihre Effekte noch einmal prägnant gegenüber. Sie gehört zum Repertoire der Übungen zu »losgelöster Achtsamkeit«, ein Begriff, der in Kapitel 2 genauer eingeführt wird.

ZUM AUSPROBIEREN

Vom Objektmodus in den metakognitiven Modus: Die Tagtraum-Technik

Diese Übung benötigt wieder nur circa drei Minuten Zeit und besteht aus zwei unterschiedlichen Teilen. Im ersten Teil sollen Sie sich geistig anstrengen. Ich werde Ihnen gleich beschreiben, was Sie genau tun sollen. Im zweiten Teil sollen Sie dann lediglich zu einem neugierigen, aber distanzierten Beobachter Ihres Bewusstseins werden, der Gedanken und innere Bilder in seinem Bewusstsein zwar wahrnimmt, aber keinen Einfluss auf sie nimmt.

Wichtig: Sollten Sie traumatische Erfahrungen mit Nahrungsmitteln haben, dann sollten Sie auf diese Übung verzichten und stattdessen eine veränderte Variante durchführen, wie sie im Kapitel zu »losgelöster Achtsamkeit« beschrieben wird.

Beginnen wir: Überlegen Sie bitte kurz, ob es ein Nahrungsmittel gibt, dass Sie nur sehr ungerne essen würden. Welches ist es? (Sollte Ihnen gar keins einfallen, dann wählen Sie bitte stattdessen etwas sehr Leckeres).

Nun schließen Sie bitte die Augen und stellen Sie sich vor, dass vor Ihnen auf dem Tisch oder auf Ihren Knien ein kleiner Teller steht, auf dem Sie ausgerechnet dieses ungeliebte Nahrungsmittel liegen sehen können. [*Pause*] Und schauen Sie einmal genau hin: Wie viel von diesem Nahrungsmittel liegt denn dort? Und welche Form und welche Farbe hat es eigentlich, wenn sie es einmal ganz genau betrachten? [*Pause*]

Und vielleicht können Sie sich auch vorstellen, wie das wäre, den Teller anzuheben, sodass Sie an diesem Nahrungsmittel riechen können. Vielleicht bekommen Sie ja sogar den Geruch in die Nase! [*Pause*]

Und vielleicht können Sie sich auch vorstellen, wie das wäre, Ihre Hand auszustrecken und das Nahrungsmittel zu berühren. Vielleicht hat es eine besondere Konsistenz und es erzeugt ein besonderes Gefühl an Ihren Fingern? [*Pause*]

Und vielleicht können Sie sich auch vorstellen, wie das wäre, ein Stückchen von diesem Nahrungsmittel zum Mund zu führen und da hineinzubeißen. Vielleicht bekommen Sie ja sogar den Geschmack in Ihren Mund. [*Pause*]

Und vielleicht trauen Sie sich sogar, in Ihrer Vorstellung ein Stückchen davon zu kauen und hinunterzuschlucken. Vielleicht spüren Sie sogar das Gefühl in Ihrem Bauch, als ob Sie ein Stückchen davon gegessen hätten. Versuchen Sie, dieses Nahrungsmittel intensiv zu erleben. [*Pause*]

Und dann möchte ich Sie bitten, etwas zu verändern. Nehmen Sie innerlich ein, zwei Schritte Abstand und werden Sie ein distanzierter, passiver Beobachter Ihres Bewusstseins [*Pause*] und machen Sie sich bewusst, was Sie da eigentlich gerade betrachten: ein Bild vor Ihrem geistigen Auge, das erst einmal etwas ganz anderes ist als Ihre aktuelle Realität! [*Pause*] Und überlassen Sie dieses Bild einfach Ihrem Gehirn, der Denkapparat darf damit machen, was immer er will, ohne dass Sie in irgendeiner Form darauf Einfluss nehmen oder etwas dazu beitragen. Beobachten Sie nur, was nun ganz von alleine aus diesem Bild wird. [*Pause*] Bleibt alles so? Verändert sich etwas? Alles ist erlaubt! [*Pause*]

Und wenn Sie dann wissen möchten, was wirklich vor Ihnen auf dem Tisch oder auf Ihrem Schoß steht, dann dürfen Sie die Augen wieder öffnen, denn die Realität erleben Sie am besten über Ihre Sinne und nicht über innere Bilder!

Wie ist es Ihnen ergangen?

Die typische Erfahrung ist, dass die beiden Teile der Übung unterschiedlich intensiv erlebt werden. Der erste Teil der Übung sollte Ihnen helfen, den Objektmodus zu erleben. Die meisten Menschen beschreiben hier ein intensives Erleben des ungeliebten Nahrungsmittels, bis hin zu starken Gefühlen von Ekel, den man manchmal richtig körperlich spüren kann.

Der Wechsel im zweiten Teil der Übung, nämlich in den metakognitiven Modus, ist diesbezüglich für viele eine regelrechte Erleichterung. Man muss sich nichts mehr intensiv ausmalen, sondern darf seine geistige Arbeit einstellen. Zudem macht man sich bewusst, dass es sich nur um eine Vorstellung im Kopf und nicht um die Realität handelt. Dies führt häufig dazu, dass sehr schnell das unangenehme Ekelgefühl nachlässt. Zudem berichten viele, dass sich ohne ihr Zutun das innere Bild von dem Nahrungsmittel verändert: »Es verblasst und verschwindet langsam«, »Es wurde immer kleiner und war plötzlich weg« oder »Es war noch da, aber dann fiel mir plötzlich ein, dass ich ja noch etwas einkaufen muss, und dann war ich gedanklich beim Abendessen«. Dies sind nur drei von unzähligen Beispielen für das, was passieren kann, wenn man sich bewusst macht, dass innere Bilder nur innere Bilder sind, und man lediglich beobachtet, was das Gehirn mit dieser Vorstellung anstellt, wenn man nichts dazu beiträgt. Es sind auch unzählige andere Erfahrungen denkbar, weil jeder von uns einzigartig ist. Allen Erfahrungen gemein ist aber, dass der metakognitive Modus als weniger emotional intensiv und zudem als weniger anstrengend erlebt wird. Denn anders als im ersten Teil der Übung braucht man hier gar nichts tun.

GENAU HINSCHAUEN

In welchen Momenten Ihres Lebens könnte es für Sie von Vorteil sein, Gedanken und innere Bilder nicht wie Tatsachen zu erleben (Objektmodus), sondern als das, was sie tatsächlich sind, nämlich »nur« Gedanken und innere Bilder (metakognitiver Modus)?

1.3 Denkprozesse – eine Reaktion auf automatische Gedanken

Unser Gehirn bietet uns mehrere tausend Mal am Tag automatische Gedanken, Erinnerungen/Vorstellungen und Emotionen an, in der Hoffnung, uns dabei eine Hilfe in der Bewältigung unseres Lebens zu sein. Ob es uns gefällt oder nicht, diesen Aspekt müssen wir erst einmal akzeptieren. Wir können aber auf das Erleben dieser Gedanken Einfluss nehmen, indem wir zum Beispiel bewusst vom Objektmodus in den metakognitiven Modus wechseln.

Neben den automatischen Gedanken bietet uns unsere Denkmaschine jedoch noch eine weitere Option an: die Fähigkeit, aktiv nachdenken zu können. Während automatische Gedanken spontan und ohne unser Zutun auftreten, bedeutet Nachdenken aktive geistige Arbeit: Vielleicht überlege ich, wie ich ein bestimmtes Problem lösen kann. Oder ich versuche mich zu erinnern, wo die 10 Euro aus meinem Portemonnaie geblieben sind. Vielleicht rechne ich aus, ob ich mir etwas Bestimmtes leisten kann oder nicht. Vielleicht plane ich die Vorbereitung auf einen Termin oder eine Prüfung. Vielleicht versuche ich zu analysieren, warum ich zuletzt so häufig krank geworden bin … Es gibt unzählige Möglichkeiten, nachzudenken.

Aktives Nachdenken stellt eine Möglichkeit dar, wie wir auf unser automatisches Innenleben reagieren können. Denkprozesse dieser Art werden immer durch einen automatischen Gedanken ausgelöst, getriggert, wie wir sagen. Daher sprechen wir auch von **Triggergedanken** (einem Auslöser oder »inneren Startschuss« für Denkprozesse).

> **GUT ZU WISSEN**
>
> Im Unterschied zu automatischen Gedanken bestehen Denkprozesse aus (manchmal sehr langen) Ketten von Gedanken. Sie werden von automatischen Triggergedanken ausgelöst. Aktives Nachdenken ist (meistens) anstrengend und benötigt Zeit.

Wenn ich schon nachdenke, dann sollte es sich lohnen!

Mit unseren Denkprozessen oder Denkmustern verhält es sich ähnlich wie mit unseren automatischen Gedanken: Sie können für unser Leben hilfreich und bereichernd sein oder sie sind wertlos oder erschweren das Leben sogar.

Die folgenden Punkte sind Anzeichen dafür, dass Denken für Sie lohnenswert ist:

- Ich denke zum passenden Zeitpunkt über die entsprechenden Dinge nach.
  Beispiele: Ich gehe Urlaubspläne nach Feierabend durch und nicht in meiner Arbeitszeit; ich durchdenke keine beruflichen Probleme, wenn ich bei einem romantischen Candle-Light-Dinner sitze
- Ich komme zum gewünschten Ergebnis bzw. einem gewünschten Ergebnis zumindest näher.
  Beispiele: Problemlösung, Geschenkidee, Aktivitätenplan für das Wochenende
- Die Zeit und »geistige Energie«, die ich eingesetzt habe, steht in einem für mich persönlich befriedigenden Verhältnis zum Ergebnis.
  Beispiele: wichtige bzw. weittragende Entscheidungen wie die mögliche Trennung von meinem Partner, ob ich eine schwere Operation durchführen lasse, mich verschulden soll, um etwas anzuschaffen etc. Es ist manchmal gut und richtig, über einige Themen länger nachzudenken, während andere Fragen eher in kurzer Zeit beantwortet werden können und manchmal ja auch müssen, z. B. bei Zeitdruck. Passen Aufwand und Ergebnis bei Ihnen zusammen?

- Ich fühle mich mit dieser Art nachzudenken persönlich wohl und empfinde sie und die damit verbundenen Gefühle als angemessen.
  Beispiel: Eine Bekannte erzählte, dass sie immer mal wieder an ihre erste große Liebe denkt. Sie stellt sich dann vor, wie verliebt sie war und was sie mit ihrem damaligen Partner zusammen für schöne Dinge erlebt hat und wie es dann letztlich auseinanderging. Zwar macht sie das Denken an diese alte Zeit auch wehmütig und traurig, aber trotz dieser unangenehmen Gefühle gefällt ihr das Denken an die alte Zeit einfach hin und wieder. Wie geht es Ihnen mit solchen Gedanken?

GENAU HINSCHAUEN

Welche Denkmuster erkennen Sie bei sich selbst?

Welche erleben Sie als hilfreich oder bereichernd und welche machen Ihnen Schwierigkeiten?

GUT ZU WISSEN

Wenn ich schon nachdenke, dann sollte es sich lohnen (ich erreiche etwas, löse z. B. ein Problem und/oder fühle mich gut dabei)!

Es sollte mir helfen, die Herausforderungen des Lebens besser meistern und seine angenehmen Seiten genießen zu können!

Die wissenschaftliche Forschung hat Denkmuster identifiziert, die mit ziemlicher Sicherheit eine zusätzliche Belastung für unser Leben werden, wenn wir diese Denkmuster in vielen Situationen und dann auch sehr zeitintensiv einsetzen (Wells, 2011). Diese Denkmuster heißen Sich-Sorgen-Machen und Grübeln und werden im Folgenden genauer betrachtet.

1.4 Sich-Sorgen-Machen und Grübeln – zwei problematische Denkprozesse

Sorgengedanken sind an sich etwas ganz Normales. Ein Teil unserer automatischen Gedanken besteht aus Sorgengedanken, jeder Mensch kennt sie und jeder Mensch hat sie mal mehr und mal weniger. Es sind Gedanken wie: »Was, wenn mich jetzt mein Partner verlässt?«, »Was, wenn ich auch diese schreckliche Krankheit bekomme?« »Hoffentlich gibt es keinen Regen!« oder »Was, wenn ich meinen Anschlusszug verpasse?« Damit sind sie wie ein kurzer gedanklicher Anstoß, ob evtl. in der Zukunft Gefahr x, y oder z auf uns zukommt, um die wir uns kümmern sollten oder gar müssen. Sie erfüllen damit eine sinnvolle Funktion, die uns auf Dinge aufmerksam macht und uns bei Planungen sogar helfen kann. Zu unterscheiden sind diese automatischen Sorgengedanken jedoch von dem Denkmuster des Sich-Sorgen-Machens, sogenannten Sorgen-Prozessen, die durch eben diese automatischen Sorgengedanken getriggert werden können

Sich-Sorgen-Machen

Sich-Sorgen-Machen bezeichnet Ketten von Gedanken, die sich mit »Was wäre, wenn …?«-Fragen beschäftigen (oder sich in »Was wäre wenn …?«-Fragen übersetzen lassen, wie zum Beispiel »Hoffentlich habe ich mich nicht angesteckt!«). Dabei dreht es sich immer um negative Ereignisse, die in der Zukunft passieren könnten, und es wird bereits im Voraus versucht, eine Lösung für die eventuellen Probleme zu finden. Die Ereignisse, mit denen sich das Sorgen-Machen beschäftigt, sind also noch gar nicht eingetreten und tatsächlich werden auch die allermeisten Sorgen gar nicht wahr. Aber trotzdem machen sich Menschen manchmal sogar dann Sorgen, wenn die befürchtete Gefahr extrem unwahrscheinlich ist. Dabei können Sorgenketten unterschiedlich lang sein und sich damit unterschiedlich auf mich und unser Wohlbefinden auswirken.

BEISPIEL

Herr Jobsuch ist zu einem Vorstellungsgespräch eingeladen und macht sich ausgiebig Sorgen darüber, wie der Termin wohl verlaufen könnte: »Hoffentlich verschlafe ich nicht, neulich hat ja der blöde Wecker einfach nicht geklingelt. Am besten, ich stelle mir noch einen zweiten. Aber was, wenn die Busfahrer ausgerechnet morgen streiken? Dann käme ich viel zu spät zu dem Termin und hätte keine Chance auf die Stelle. Sollte ich vielleicht ein Taxi nehmen? Und was werden die mich wohl fragen? Hoffentlich nicht so komische Dinge wie im letzten Gespräch ... Was, wenn ich dann wieder so stammeln und rot werden würde? Dann wäre ich vor allen blamiert! Und vielleicht wäre ich dann so frustriert, dass ich mich nie wieder traue, mich irgendwo vorzustellen. Und was, wenn ich dann sogar krank würde? Wenn ich erstmal eine Depression habe, finde ich nie wieder eine Arbeit. Ich sage den Termin wohl lieber gleich ab ...«

Menschen, die davon betroffen sind, sich häufig und ausgiebig Sorgen zu machen, wissen, dass man diese gedanklichen Ketten noch weiter und weiter spinnen könnte. Sorgen-Machen kostet dann viel Zeit und »Nerven«. Wenn ich mir Sorgen mache, kann ich mich zudem nicht gut auf etwas anderes in meinem Alltag konzentrieren. Dadurch wird es sogar wahrscheinlicher, dass mir ein Missgeschick passiert, weil ich so in Gedanken versunken und unkonzentriert bin. Zudem hat Sorgen-Machen einen deutlichen Einfluss auf das Wohlbefinden, denn wie soll man sich fühlen, wenn man sich nur mit negativen Dingen bzw. eventuellen Katastrophen beschäftigt, die einem vielleicht passieren könnten? Es ist nur die logische Folge, dass aus der gesunden ängstlichen Aufregung vor einem solchen Termin eine immer intensivere und überdauernde Angst wird und die Welt immer mehr als ein gefährlicher Ort angesehen wird, an dem man ständig auf der Hut sein muss!

Planen oder Vorsorgen hingegen sind etwas anderes als Sich-Sorgen-Machen und tatsächlich hilfreiche Arten, Nachdenken einzusetzen. Beim Planen überlege ich, welche Schritte ich unternehmen kann, um mit den mir zur Verfügung stehenden Möglichkeiten ein gewünschtes Ziel zu erreichen.

BEISPIEL

Für Herrn Jobsuch könnte das Ergebnis von planerischem Denken z. B. sein, dass er sich vornimmt, Folgendes zu erledigen:

- Sich tatsächlich einen zweiten Wecker stellen
- Sich bei den örtlichen Verkehrsbetrieben erkundigen, ob die Busse regulär fahren werden, und ggf. ein Taxi vorbestellen
- Sich über die Firma, bei der er sich vorstellt, informieren
- Kurz die wichtigsten typischen Fragen für Vorstellungsgespräche durchgehen und sich Antworten überlegen
- Sorgfältig die passende Garderobe auswählen
- Für genügend Schlaf in der Nacht vorher sorgen

Planen oder Vorsorgen bedeutet nicht, dass ich auf jeden Fall mein Ziel erreiche! Allerdings komme ich zu einem Ergebnis, wie ich dazu beitragen kann, (hoffentlich) mein Ziel zu erreichen.

Grübeln

Während das Sorgen-Machen sich mit potenziell negativen Ereignissen in der Zukunft beschäftigt, dreht sich Grübeln eher um die Vergangenheit. Genau wie Sorgengedanken sind auch negative Gedanken etwas völlig Normales. Jeder hat schon einmal Gedanken gehabt wie »Was bin ich nur für ein Idiot!«, »In meinem Leben klappt ja wirklich gar nichts!«, »Warum halten meine Beziehungen eigentlich nie?« oder »Das brauche ich gar nicht versuchen, das geht eh schief!«. Diese Liste lässt sich unendlich verlängern und stellt erst einmal einen normalen Bestandteil unseres Lebens dar. Oft ist es ja auch nur zu gut nachvollziehbar, warum derartige Gedanken auftauchen: Vielleicht hat man einen dummen Fehler gemacht, vielleicht überraschend die Arbeit oder die Partnerin verloren o. Ä. Manchmal werden die spontanen negativen Gedanken auch verständlich, wenn man die Lebensgeschichte betrachtet. Sie »passen« dann zwar vielleicht nicht zur aktuellen Situation, werden aber im Kontext unserer Lebenserfahrungen gut nachvollziehbar (z. B. der Gedanke »Schon wieder eine Bestie!« beim Anblick eines kleinen und ängstlichen Hundes, wenn man früher bereits mehrfach von Hunden gebissen wurde).

Wenn man jedoch als Reaktion auf derartige automatische Gedanken mit intensivem Grübeln reagiert, entsteht zusätzliches Leiden. Grübeln beschäftigt sich in der Regel mit Ereignissen, die einem widerfahren sind. Dabei grübelt man darüber nach, warum etwas geschehen ist oder warum gerade einem selbst und was das über die eigene Person und über das Leben aussagt. Oder man versucht einfach Antworten auf persönlich wichtige Fragen zu finden (z. B. den Sinn des Lebens). Es ist gut zu erkennen, dass hier erst einmal eine positive Absicht dahintersteckt. Und es ist überhaupt nichts dagegen einzuwenden, sich zu fragen, warum einen die Partnerin verlassen hat, der Chef einem gekündigt hat oder man diese Krankheit bekommen hat. Von Grübeln spricht man allerdings dann, wenn dieses Nachdenken sehr viel Zeit in Anspruch nimmt und sich endlos im Kreis dreht. Man findet also keine Antwort auf seine Fragen.

Zudem wirkt sich das Grübeln negativ auf das Gefühlsleben aus. Es verschlechtert die Stimmung und macht niedergeschlagen und traurig oder es macht ärgerlich und gereizt. In letzterem Fall spricht man von Hadern, eine »ärgerliche Variante« des Grübelns. Gerade beim Grübeln kann man sehr gut erkennen, dass sich hier das Nachdenken nicht lohnt: Es kostet häufig sehr viel Zeit, wirkt sich negativ auf das Gefühlsleben aus und lässt dieses überdauern und dennoch kommt man zu keinem Ergebnis. Stattdessen wird es sogar noch schwerer, sein Leben zu bewältigen.

BEISPIEL

Durch eine Umstrukturierungsmaßnahme in seiner Firma hat Herr Jobwech für ihn völlig überraschend seinen Job verloren. Verständlicherweise melden sich in der Folge automatische Gedanken in Bezug auf dieses Ereignis: »Hätte ich das verhindern können? Warum ausgerechnet ich? Was habe ich falsch gemacht?«

Herr Jobwech fängt nun an zu grübeln: »Warum haben die ausgerechnet mich gewählt? Wahrscheinlich bin ich einfach schlechter als die Kollegen! Vielleicht reichen in meinem Alter meine Fähigkeiten nicht mehr aus. Meine Auffassungsgabe war ja schon in Schultagen mies, eigentlich ein Wunder, dass die mich so lange behalten haben. Aber dass ich auch gar nichts von der drohenden Kündigung gemerkt habe?! Wie blind muss man denn sein? Wahrscheinlich war ich auch sonst in meiner Arbeit so blind und man hat mich deshalb rausgeworfen. Bestimmt habe ich unbemerkt viel mehr Fehler gemacht, als ich dachte! Wie dumm von mir, davon auszugehen, dass ich ein wertvoller Mitarbeiter gewesen bin. Wer stellt denn so jemanden jetzt noch ein? Von meinen Zukunftsträumen kann ich mich wohl verabschieden …«

Diese gedankliche Kette ist eine typische Grübelkette. Es ist leicht nachzuempfinden, dass sie sich negativ auf das Gefühlsleben auswirkt. Gleichzeitig »blockiert sie den Kopf« von Herrn Jobwech, ohne zu einem guten Ergebnis zu führen. Dabei könnte Herr Jobwech auch ganz anders über die Situation nachdenken. Hier einige Beispiele für Alternativen:

- »Wie kann ich herausfinden, warum ausgerechnet ich gekündigt worden bin?« → Ich könnte noch einmal mit meinen Vorgesetzten sprechen.
- »Wie soll es jetzt weitergehen?« → Erstmal werde ich mich um Arbeitslosengeld kümmern, um meinen Lebensunterhalt zu sichern. Und bei der Gelegenheit lasse ich mich gleich beraten.
- »Ich fühle mich grauenvoll, so nutzlos und wertlos.« → Ich werde erst recht Kontakt zu meiner Familie und Freunden und Bekannten suchen. Das wird mir Trost spenden und mich auch einmal auf andere Gedanken bringen. Und vielleicht hat ja jemand einen guten Rat für mich, was ich nun tun kann.

Kennen Sie solche blockierenden Grübelketten von sich selbst? Welche Alternativen könnten Sie diesen gegenüberstellen?

Problemlösen. Problemlösen ist etwas anderes als Grübeln. Während Grübeln sich im Kreis dreht, ohne Ergebnis und mit negativen Auswirkungen auf die Stimmung, ist Problemlösen eine konstruktive und sachliche zeitlich begrenzte Auseinandersetzung mit Problemen. Um (hoffentlich) mein Problem zu lösen, muss ich verschiedene Schritte ausführen. Dabei ist es manchmal auch notwendig, über einen längeren Zeitraum über ein Problem nachzudenken, bis man zu Lösungsideen kommt. Wenn ich jedoch hierfür deutlich mehr Zeit benötige als andere Menschen und wenn dieses Nachdenken zudem noch meine Stimmung verschlechtert oder mich gereizt und ärgerlich werden lässt, sollte ich prüfen, ob ich nicht längst am Grübeln bin.

Indikatoren für Grübeln, Hadern, Sich-Sorgen-Machen

Gedanken und Vorstellungen sind ein völlig selbstverständliches Phänomen. Die wenigsten Menschen haben sich jemals intensiv damit beschäftigt, auf welche Art und Weise sie nachdenken, ob es in dieser Hinsicht Ähnlichkeiten oder Unterschiede zu anderen Menschen gibt und ob die Unterschiede eigentlich ein Vor- oder Nachteil für sie sind. Stattdessen ist eine häufige Aussage in diesem Zusammenhang etwas wie: »Ich bin halt so!« So erzählte beispielsweise ein Herr, der viel grübelte: »Ich war schon immer eher ein Denkertyp. Ich muss einfach alles bis ins Detail verstehen, sonst bin ich nicht zufrieden.« Eine Dame, die sich häufig Sorgen machte, sagte: »Ich bin eher ein ängstlicher Mensch. Das war ich schon als Kind. Und natürlich versuche ich auch möglichst vorherzusehen, was an Negativem auf mich zukommen könnte. Dann habe ich nämlich dafür bereits eine Lösungsidee.«

Für die meisten Menschen funktioniert ihr Denkapparat eben so, wie er funktioniert und immer funktioniert hat, und es fehlt das Wissen, dass die Arten und Weisen, wie wir aktiv nachdenken, von uns festgelegt werden können. Gerade weil die eigene Art des Nachdenkens für die meisten Menschen etwas so Selbstverständliches ist, wurde ihr auch nie eine besondere Aufmerksamkeit zuteil. Dies ist der Grund, warum Denkprozesse so hochautomatisiert ablaufen und wir auf die Frage »Wie denken Sie eigentlich?« oft keine Antwort geben können. Wenn Sie sich auf den vorangegangenen Seiten die Fragen gestellt haben sollten: »Lohnt sich meine Art nachzudenken überhaupt? Wie häufig und ausdauernd mache ich mir eigentlich Sorgen? Wie oft grübele bzw. hadere ich und wie lange hält das dann an, wenn es denn mal dazu kommt? Und was sind eigentlich die typischen Triggergedanken für meine ungünstigen Denkmuster?«, dann waren eben diese Fragen möglicherweise nur schwer zu beantworten. Sie finden daher in der folgenden Tabelle eine (nicht erschöpfende) Auswahl von Indikatoren, die in Ihrem Alltag ein Hinweis dafür sein könnten, dass genau in dem jeweiligen Moment oder in der Situation, an die Sie zurückdenken, eben die ungünstigen Denkprozesse Sorgen-Machen, Grübeln oder Hadern ablaufen oder abgelaufen sind.

Einige mögliche Indikatoren für Sorgen-Machen, Grübeln und Hadern

Inhalte von Gedanken	Zweifel, Sorgen (»Was wäre, wenn …?«), traurige (»Wie kann man nur so doof sein, so einen Fehler zu machen?«) oder ärgerliche Gedanken (»Ich bin doch zu blöd!«)
Emotionen	Angst, Niedergeschlagenheit/Traurigkeit, Ärger
Körpersymptome	Schlafstörungen, Konzentrationsprobleme, Anspannung, Verspannungen, Nervosität, Kraftlosigkeit, Kopfschmerzen
Verhalten/ Verhaltensimpulse	Sozialer Rückzug, Vermeiden von Situationen, Einstellen von Hobbys und anderen Aktivitäten, erhöhte Fehlerquote, Gereiztheit, Vor-sich-hin-Träumen, »Aufschieberitis«
Zeit	Hoher Zeitaufwand für das Nachdenken über etwas (z. B. Entscheidungen) oder für Tätigkeiten
Reaktionen anderer Personen	»Denkst du immer noch darüber nach?«, »Da haben wir schon so oft drüber gesprochen!«, »Man sieht dich ja gar nicht mehr«, »Lass deine schlechte Laune doch nicht an mir aus!«, »Du machst dich selbst ganz verrückt!«

GENAU HINSCHAUEN

Nehmen Sie sich einen Moment Zeit und lesen Sie die Tabelle in Ruhe noch einmal durch.

Welche dieser Indikatoren sind in Ihrem Leben in verschiedenen Situationen aufgetreten?

Haben Sie sich in dieser Zeit Sorgen gemacht oder gegrübelt?

Falls Sie derartige Situationen identifizieren können, dann umkreisen Sie die entsprechenden Indikatoren in der Tabelle. Auf diese Indikatoren lohnt es sich in der Zukunft besonders zu achten! Seien Sie wachsam, wenn sie auftreten, und fragen Sie sich: »Lohnt sich die Art und Weise, wie ich gerade nachdenke, d. h. bringt sie mich irgendwie voran, ist sie hilfreich, oder handelt es sich um Sorgen-Machen oder Grübeln?« Hier ist Platz für weitere Notizen hierzu.

Wenn weniger (Nachdenken) mehr ist

Neue Erfahrungen. Manchmal ist Nachdenken auch eine Strategie, die grundlegend fehl am Platze ist. Stellen Sie sich zum Beispiel eine Person vor, die versucht durch Nachdenken herauszufinden, wie es wohl sein wird, das erste Mal mit einem Flugzeug zu fliegen oder das erste Mal in ein Schwimmbecken zu gehen, um schwimmen zu lernen. Manche Dinge lassen sich durch Nachdenken eben nicht wirklich herausfinden, man muss sie erleben! Und Nachdenken kann und sollte lediglich eine Hilfe dabei sein zu entscheiden, ob ich überhaupt etwas Neues ausprobiere oder nicht.

Genuss. Aber auch in anderen Situationen kann Nachdenken eine ungünstige Strategie sein. Denken Sie zum Beispiel an einen schönen Urlaubstag am Strand. Sie liegen in der Sonne am Meer und haben Ihren Blick auf ein wunderschönes Panorama gerichtet. Diese Szene zu genießen bedeutet, sie offen mit allen Sinnen zu erleben und eben gerade nicht nebenbei noch in Gedanken Probleme am Arbeitsplatz zu lösen oder sich Sorgen über die Zeit nach dem Urlaub zu machen.

»Es liegt mir auf der Zunge«. Ein weiteres Beispiel sind Situationen, in denen uns etwas »auf der Zunge liegt«. Vielleicht erinnern Sie sich an Momente, wo Sie sich unbedingt an einen Namen oder eine Telefonnummer erinnern wollten, und so sehr Sie sich auch angestrengt haben, es fiel Ihnen einfach nicht ein. Erst als Sie dann ganz normal mit Ihren alltäglichen Tätigkeiten weitergemacht haben, kam der Einfall plötzlich und unerwartet ganz von alleine.

Kreativität. Menschen in kreativen Berufen machen sich dieses Prinzip gezielt zunutze. So erzählte einmal ein Herr aus der Werbebranche: »Ideen kommen mir eigentlich immer dann, wenn ich nicht krampfhaft nach einem Einfall suche. Meine besten Ideen hatte ich zum Beispiel morgens unter der Dusche. Da hatte ich noch gar nicht angefangen, mir um meine Arbeit Gedanken zu machen.« Entsprechend dieser Erfahrung sah dann auch der Arbeitsalltag dieses Herrn aus. Jeder seiner Tage enthielt für den »Durchschnittsarbeitnehmer« untypische Aktivitäten, zum Beispiel Cafébesuche, Sport, Spaziergänge oder einen Zoobesuch, denn dort ließ sich das scheinbar zielgerichtete Nachdenken gut »herunterfahren« und es entstand Raum für spontane kreative Einfälle.

Der richtige Zeitpunkt. Manchmal ist es auch einfach nicht der richtige Zeitpunkt, um über ein durchaus wichtiges Thema nachzudenken. Wenn Sie zum Beispiel bei der Arbeit sind und sich wiederholt der Gedanke meldet »Ich habe immer noch kein Weihnachtsgeschenk für meinen Partner!«, dann ergibt es sicher Sinn, sich mit diesem Thema auseinanderzusetzen. Allerdings sollten Sie über dieses Thema nicht während Ihrer Arbeit nachdenken, weil sich dadurch die Qualität Ihrer Arbeit verschlechtern könnte oder Sie für Ihre Arbeit länger benötigen als gewöhnlich. Und wenn Sie erst dann Feierabend machen können, wenn alle Geschäfte bereits geschlossen haben, dann wird es auch nichts mehr mit dem Einkaufen eines Geschenkes. Ein ähnliches Beispiel sind Sorgengedanken in Bezug auf ein krankes Familienmitglied. Wenn Sie sich entschieden haben zur Arbeit zur gehen, dann sollten Sie sich auch um Ihre Arbeit kümmern. Es ist auch dem Kranken daheim nicht damit geholfen, wenn Sie später als nötig heimkommen, weil Sie gedanklich permanent abgeschweift sind und so unkonzentriert gearbeitet haben, dass Sie noch eine Stunde dranhängen mussten. Nutzen Sie stattdessen Ihre Pausen oder den Weg zur oder von der Arbeit, um sich mit diesen Themen gedanklich zu beschäftigen, wenn Sie das möchten (und es stellt sich natürlich auch dann die Frage, ob bloßes Nachdenken Ihrem Angehörigen tatsächlich hilft …).

Nachdenken hat Grenzen. Und zu guter Letzt: Manche Fragen lassen sich einfach durch Nachdenken nicht beantworten. Oder können Sie durch Nachdenken ganz sicher sagen, ob es einen Gott gibt oder welchen Sinn das Leben hat? Finden Sie durch Nachdenken heraus, ob Sie jemals an einer schweren Krankheit erkranken werden oder welches die Lottozahlen für »6 Richtige« am kommenden Wochenende sein werden? (Wenn doch, sagen Sie uns unbedingt Bescheid!)

1.5 Aufmerksamkeitslenkung

Der Mensch hat nur begrenzte Möglichkeiten wahrzunehmen, was sich in ihm und um ihn herum abspielt. Er muss auswählen, was in seinen Fokus rücken soll, und auf diese Aspekte gezielt seine Aufmerksamkeit lenken. Oft erfolgt Aufmerksamkeitslenkung dabei ganz automatisch. Wenn Sie sich zum Beispiel an Situationen in Ihrem Leben erinnern, in denen Sie plötzlich ein unbekanntes oder lautes Geräusch gehört haben, dann werden Sie sich in diesen Situationen in der Regel ganz automatisch dem Geräusch zugewandt haben. Vielleicht haben Sie sich umgedreht und geschaut, was dieses Geräusch verursacht hat? Vielleicht sind Sie sogar nachschauen gegangen?

Neben der automatischen Aufmerksamkeitslenkung existiert aber auch das willentliche Lenken von Aufmerksamkeit. Je nach den Anforderungen in unserem Leben können wir uns gezielt und länger auf eine Sache konzentrieren, wie beispielsweise ein Gespräch oder die Arbeit. Oder wir wechseln schnell mit unserer Aufmerksamkeit zwischen verschiedenen Reizen, zum Beispiel wenn wir mit dem Auto an einem Kreisverkehr stehen und prüfen, ob die Fahrbahn frei ist und auch keine Radfahrer, Fußgänger oder Busse Vorfahrt haben. In wiederum anderen Situationen ist es von Vorteil, möglichst viele Dinge nahezu gleichzeitig wahrzunehmen. Denken Sie beispielsweise noch einmal an einen schönen Tag am Meer, mit dem Rauschen des Meeres, der Sonne und dem Wind auf der Haut, dem Geschmack von Salz auf der Zunge …

Unterschiedliche Tätigkeiten und Situationen in unserem Leben erfordern unterschiedliche Aspekte von Aufmerksamkeitslenkung. Genauso wie für das Nachdenken gilt auch für die Aufmerksamkeitslenkung: Die Art und Weise, wie wir die Fähigkeit, Aufmerksamkeit lenken zu können, in unserem Lebensalltag einsetzen, sollte sich für uns lohnen! Um dies zu erreichen, muss uns unsere Aufmerksamkeit flexibel zur Verfügung stehen. Dies ist aber leider nicht immer der Fall.

Denken Sie noch einmal an die problematischen Denkprozesse »Sich-Sorgen-Machen« und »Grübeln«. Wenn wir uns ausgiebig Sorgen machen, grübeln oder auch auf eine andere Art und Weise nachdenken, dann ist unsere Aufmerksamkeit auf unsere Gedanken gerichtet. Und solange diese Denkprozesse weiterlaufen, ist es nur sehr schwer möglich, sich auf etwas anderes zu konzentrieren, wie etwa ein Buch oder die Arbeit. Wenn wir über einen längeren Zeitraum intensiv grübeln, verschlechtert sich unsere Fähigkeit, Aufmerksamkeit auch einmal auf etwas außerhalb unserer Person, also in der äußeren Welt, zu richten.

Man kann sich das wie einen Muskel vorstellen, der erschlafft, wenn man ihn lange nicht benutzt hat, und der dann erst wieder trainiert werden muss. Dieses Phänomen lässt sich oft bei Menschen beobachten, die an einer Depression erkranken. Grübeln wird von den Betroffenen häufig über Wochen und Monate viele Stunden am Tag eingesetzt und die Beschäftigung mit Dingen in der »äußeren Welt« wird immer weniger. Dadurch geht die Fähigkeit, Aufmerksamkeit flexibel zu steuern, schrittweise verloren und muss erst trainiert werden, um sie wieder zu erlangen. Wir werden an späterer Stelle noch einmal auf ungünstige Arten der Aufmerksamkeitslenkung zurückkommen sowie auf eine Möglichkeit, den eigenen »Aufmerksamkeitsmuskel« zu stärken.

1.6 Metakognitionen

Stellen Sie sich zwei Personen vor, die exakt in ein und derselben Situation sind. Vielleicht haben beide den gleichen Fehler gemacht und haben in der Situation sogar einen identischen automatischen Triggergedanken (z. B. »Da habe ich richtig Mist gebaut!«), der sich spontan von alleine meldet. Trotz dieser Gemeinsamkeiten kann es aber dennoch sein, dass sich die Reaktionen der beiden

Personen auf ihre Situation und ihren automatischen Gedanken wesentlich unterscheiden.

Frau Analysierviel reagiert möglicherweise mit Grübeln und fragt sich, warum ihr so ein doofer Fehler passiert ist und was das über sie aussagt: »Was stimmt eigentlich nicht mit mir? Habe ich nicht schon häufig solche Fehler gemacht?« Zudem fängt sie an, sich über die Zukunft zu sorgen: »Was wäre, wenn ich noch öfter derartige Fehler begehe, und welche negativen Folgen hätte das eigentlich für mich?«

Frau Lösungsnah hingegen überlegt, wie sie den Fehler wieder ausbügeln und was sie beim nächsten Mal in einer ähnlichen Situation besser machen kann, damit ihr ein derartiges Missgeschick nicht noch einmal passiert: »Was kann ich nun also tun?«

Frau Lösungsnah wird durch ihr Vorgehen eine Reduktion ihrer unangenehmen Gefühle (vielleicht Scham, Schuld oder Ärger auf die eigene Person) und schließlich eine Normalisierung erleben und wieder zuversichtlicher in die Zukunft blicken. Das erleichtert es ihr, bald wieder zum normalen Alltag zurückzufinden und sich weiter um ihr Leben zu kümmern. Frau Analysierviel hingegen wird durch ihre Strategie ihr Befinden noch verschlechtern. Durch Sich-Sorgen und Grübeln entstehen oder intensivieren sich Gefühle wie Niedergeschlagenheit, Angst oder Ärger auf die eigene Person. Dies macht es noch schwerer, sich wieder um den Lebensalltag zu kümmern, denn häufig entstehen aus diesen Gefühlen heraus Verhaltensweisen, die die Situation noch zusätzlich verschlimmern (z. B. Wichtiges aufschieben, sich zurückziehen und Freunde vernachlässigen, übermäßig Alkohol konsumieren, …). Dadurch ist die Wahrscheinlichkeit erhöht, dass erneut etwas passiert, worüber Frau Analysierviel grübeln oder sich sorgen kann: ein Teufelskreis … (der zudem auch noch sehr anstrengend ist).

Obwohl die Ausgangssituation beider Personen identisch ist, entwickeln sich die Situationen komplett unterschiedlich weiter, da Frau Analysierviel und Frau Lösungsnah ganz unterschiedliche Denkstrategien (und womöglich auch Strategien der Aufmerksamkeitslenkung) einsetzen. Woran liegt es aber, ob ich eine hilfreiche oder eine die Situation verschlimmernde Denk- oder Aufmerksamkeitsstrategie nutze?

WAS IST METAKOGNITION?

Metakognitionen sind Überzeugungen über Gedanken, Denk- und Aufmerksamkeitsprozesse. Jedes Mal, wenn sich ein Triggergedanke meldet, steuern sie, ob und wie Menschen ihre Fähigkeiten einsetzen, aktiv nachdenken und Aufmerksamkeit lenken können.

Wells (2011) erklärt in seiner Metakognitiven Theorie diese Unterschiede mit der Existenz von sogenannten Metakognitionen. Metakognitionen sind Überzeugungen, die wir über unseren »Denkapparat« in uns tragen. Dazu gehören einerseits Überzeugungen über die Macht und Bedeutung von Gedanken (z. B.: »Wenn ich diesen schlimmen Gedanken habe, dann bedeutet das, dass ich es auch tun werde!«). Andererseits gehören dazu aber auch Überzeugungen über Denk- und Aufmerksamkeitsprozesse (z. B.: »Wenn ich mir intensiv Sorgen mache, bin ich besser auf negative Ereignisse in der Zukunft vorbereitet.«).

Die Idee der Metakognitiven Theorie ist, dass diese Metakognitionen steuern, wie wir auf automatische Gedanken und Gefühle, die in den verschiedenen Lebenssituationen entstehen, reagieren. Man unterscheidet dabei positive und negative Metakognitionen.

Positive Metakognitionen beschreiben den Nutzen, den sich eine Person von einer bestimmten Denk- oder Aufmerksamkeitsstrategie verspricht.

Einige Beispiele (die auch von Menschen beschrieben werden, welche sich in Sorgen- und/oder Grübelkreisläufen gefangen fühlen):

- Grübeln hilft mir herauszufinden, warum mir das passiert ist und wie ich es in Zukunft vermeiden kann.
- Mich-Sorgen hilft mir, negative Ereignisse in der Zukunft besser bewältigen zu können.
- Wenn ich diese abartigen Gedanken unterdrücke, dann werde ich mich auch nicht so verhalten.
- Wenn ich immer wieder meinen Körper nach Krankheitszeichen absuche, dann werde ich Krankheiten schneller bemerken und schneller reagieren können.
- Wenn ich mir nur genug Sorgen mache, kann ich Gefahren identifizieren und vermeiden.
- Sich vorbereiten heißt sich schützen.
- Nachdenken hilft mir, nichts zu übersehen.
- Lieber jetzt nachdenken, als mir später den Vorwurf zu machen, nicht sorgfältig gewesen zu sein.
- Wer nachdenkt ist gewissenhaft und gründlich, alles andere ist naiv und leichtsinnig.
- Nachdenken ist wichtig!
- Für eine ausgewogene gute Entscheidung muss ich gründlich und sorgfältig nachdenken.

- Wenn ich ausgiebig über die Zukunft nachdenke, bin ich auch auf negative Ereignisse besser vorbereitet.
- Grübeln hilft mir, eine Erklärung für mein Leid zu finden.
- Grübeln hilft mir, belastende Erlebnisse zu verarbeiten.

Die positiven Metakognitionen sind letztendlich verantwortlich dafür, welche Denk- und Aufmerksamkeitsstrategien wir in unserem Leben einsetzen. Dabei geschieht die Auswahl, wie wir auf automatische Gedanken und die zugehörigen Gefühle in einer Situation reagieren, hochautomatisiert, sodass wir in der Regel gar nicht den Eindruck haben, dass hier eine aktive Strategieauswahl stattfindet. Stattdessen scheint es »irgendwie zu passieren, ohne dass wir Einfluss darauf nehmen können« und »weil man schon immer so gewesen ist«.

Negative Metakognitionen drehen sich um das Thema Kontrollierbarkeit und Gefahr durch Denk- und Aufmerksamkeitsprozesse sowie durch Gedanken an sich.
Einige Beispiele:

- Ich habe über mein Grübeln/Sorgen-Machen/Hadern keine Kontrolle!
- Wenn ich mir zu lange Sorgen mache (und dadurch immer stärker unter Stress stehe), dann bekomme ich noch einen Herzinfarkt.
- Wenn ich diese schlimmen Gedanken habe, dann können diese mich dazu bringen, etwas Schlimmes zu tun, selbst wenn ich das gar nicht möchte.
- Mein Grübeln/Sorgen zeigt, dass ich verrückt werde.
- Stress durch Grübeln/Sorgen ist gefährlich.
- Wenn ich an etwas Schreckliches denke, dann wird es auch genauso passieren!

Haben Menschen den Eindruck, keine Kontrolle bzw. keinen Einfluss darauf zu haben, ob sie sich Sorgen machen oder grübeln, so sind diese Denkprozesse extrem stark automatisiert, sie haben sich sozusagen verselbstständigt. Diese hohe Automatisierung hat zur Folge, dass die Person glaubt, die Fähigkeit nachzudenken nicht mehr flexibel und selbstbestimmt einsetzen zu können. Stattdessen laufen Denk- und Aufmerksamkeitsmuster automatisch, übermäßig ausgeprägt und immer gleich ab, was eine zusätzliche emotionale Belastung bedeutet und viele Lebenssituationen noch verschlimmert. Wir werden in Kapitel 2 Wege aufzeigen, wie man sich die automatisierten Abläufe unseres Denkapparates wieder bewusst machen kann. Zudem werden wir Techniken vorstellen, die es möglich machen, die Kontrolle zurückzugewinnen, damit

Denken und Aufmerksamkeitslenkung das Leben wieder leichter machen und nicht unnötig erschweren.

GUT ZU WISSEN

Das automatische Auftauchen von Gedanken, inneren Bildern und Emotionen ist ein Phänomen, das alle Menschen teilen. Jeder Mensch erlebt jeden Tag mehrere tausend dieser spontanen inneren Ereignisse, unabhängig davon, ob ihm dies gefällt oder nicht. Selbst wenn man sich das manchmal wünscht, weil es sich um subjektiv unangenehme Gedanken handelt: Automatische Gedanken lassen sich nicht unterdrücken oder wegschieben. Sie lassen sich nur in ihrer Existenz anerkennen. Einfluss hat man jedoch darauf, wie man diese Gedanken erlebt und wie man auf sie reagiert. Es ist eine Fähigkeit aller Menschen, Gedanken und innere Bilder wie Tatsachen (Objektmodus) oder eben nur wie ein inneres Ereignis (metakognitiver Modus) erleben zu können. Zudem kann man völlig unterschiedlich mit der Fähigkeit des Denkens und der Aufmerksamkeitslenkung auf diese automatischen Gedanken reagieren. In unserem Alltag läuft die Auswahl der jeweiligen Denk- und Aufmerksamkeitsstrategie hochautomatisiert ab, sodass viele Menschen den Eindruck haben, dass es überhaupt nicht möglich sei, diese Denk- und Aufmerksamkeitsmuster zu verändern. Gesteuert werden diese Automatismen über sogenannte Metakognitionen. Metakognitionen sind Überzeugungen über Gedanken sowie über Denk- und Aufmerksamkeitsprozesse, die alle Menschen in sich tragen. Sie stellen in der Metakognitiven Theorie die Steuerungsebene dar, wie man auf spontane Gedanken und Gefühle hinsichtlich Nachdenken und Aufmerksamkeitsfokus reagiert.

1.7 Das kognitive Aufmerksamkeitssyndrom

Nachdenken und Aufmerksamkeitslenkung sind zwei Fähigkeiten, die bei der Bewältigung von Schwierigkeiten und Herausforderungen des Lebens sehr hilfreich sein können. Da unterschiedliche Situationen jedoch unterschiedliche Reaktionen erfordern, benötigen wir die Fähigkeit, flexibel steuern zu können, ob wir

- automatische Gedanken und innere Bilder im Objekt- oder metakognitiven Modus erleben wollen,
- mit Nachdenken auf die aktuelle Situation reagieren möchten und, wenn ja, auf welche Art und Weise,

- unsere Aufmerksamkeit auf etwas Bestimmtes richten wollen und
- uns auf eine bestimmte Art und Weise verhalten möchten.

Es ist völlig menschlich und normal, dass jeder von uns rückblickend immer einmal wieder Situationen entdeckt, wo wir im Nachhinein sagen könnten: »Hätte ich das mal lieber anders gemacht!« Trotz dieser Situationen geht das Leben jedoch weiter und wir sind weiterhin in der Lage, das Leben zu meistern.

WAS IST DAS KOGNITIVE AUFMERKSAMKEITSSYNDROM?

Das kognitive Aufmerksamkeitssyndrom (abgekürzt »CAS« für Cognitive Attentional Syndrome) ist eine Bezeichnung für einen bestimmten (ungünstigen) Einsatz von Denk- und Aufmerksamkeitsstrategien. Dieser Einsatz führt dazu, dass es letztendlich immer schwerer wird, psychisch gesund zu bleiben und das Leben zu bewältigen. Bildlich gesprochen hat man manchmal den Eindruck, dass Betroffene in ihrem Leben regelrecht »festzustecken« scheinen, ohne dass sich noch etwas bewegt.

Kennzeichen für das kognitive Aufmerksamkeitssyndrom ist der unflexible und äußerst ausdauernde Einsatz der oben beschriebenen ungünstigen Denk- und Aufmerksamkeitsstrategien. Strategien wie Sorgen-Machen oder Grübeln dominieren dann und blockieren die Menschen regelrecht. Hinzu kommen entsprechende nicht-hilfreiche Aufmerksamkeitsstrategien.

Wir wollen uns die Auswirkungen dieser Strategien an dieser Stelle noch einmal genauer ansehen.

Und schlecht fühlt man sich dann auch noch … Grübeln und Gefühle

Grübeln. Grübeln verstärkt Gefühle wie Niedergeschlagenheit, Traurigkeit oder Verzweiflung. Dies ist leicht nachzuempfinden, wenn Sie den folgenden beispielhaften Beginn einer Grübelkette mitdenken und schauen, wie Sie sich fühlen würden, wenn diese Gedanken Ihnen durch den Kopf gingen: »Warum hat sie mich nur verlassen? Was habe ich da nur wieder verbockt? Ob ich ihr zu langweilig war? War ja auch ziemlich naiv zu glauben, dass ich für so eine Frau genug sein könnte. Auch früher ist ja eigentlich keine lange bei mir geblieben. Und wenn ich recht überlege: Auch andere Freundschaften sind nicht von langer Dauer gewesen. Irgendetwas stimmt doch nicht mit mir. Aber ich bin ja selbst zu doof herauszufinden, was das sein könnte. Mir ist echt nicht zu helfen, am besten, ich mache um andere Menschen erstmal einen Bogen …«

Hadern. Manche Menschen reagieren auf schwierige Lebenssituationen mit Grübeln. Doch statt eine hilfreiche Strategie zu sein, intensiviert oder erzeugt Grübeln Gefühle, die die meisten Menschen als unangenehm erleben. Diese Emotionen stellen dann noch eine zusätzliche Belastung dar! Dies gilt auch für das Hadern, eine Unterform des Grübelns. Beim Hadern entstehen Gefühle von Ärger oder Frustration oder sie werden durch das Hadern intensiviert. Dies ist immer dann ungünstig, wenn man an der auslösenden Situation nichts verändern kann. Stellen Sie sich beispielsweise eine Person vor, die mit dem Auto einen Ausflug macht und plötzlich in einen Stau gerät: »Das kann doch nicht wahr sein! Da will ich mir einmal einen schönen Tag machen und da muss es natürlich ausgerechnet einen Stau geben. Ich fasse es echt nicht! Die schöne Zeit, die da jetzt drauf geht, die wollte ich doch am Strand verbringen! So lohnt sich das doch kaum noch! Wieso habe ich Idiot auch nicht die Verkehrsnachrichten gehört? Ich könnte mir echt in den ›Allerwertesten‹ beißen …«

Sorgen-Machen. Sorgengendanken intensivieren Gefühle von Angst. Dabei soll diese Art zu denken eigentlich dabei helfen, sicherer durchs Leben zu kommen und sich auch sicherer zu fühlen. Doch während dieses Ziel durch Planen beispielsweise erreichbar(er) ist, geht intensives Sorgen-Machen »nach hinten los« und macht uns stattdessen unsicherer und ängstlicher. Dies ist nicht verwunderlich, wenn man bedenkt, dass wir uns beim Sorgen-Machen mit zahlreichen zukünftigen negativen Ereignissen beschäftigen, die auch nur vielleicht eintreten könnten. Diejenigen, die sich häufig und ausgiebig Sorgen machen, wissen aber, dass nur ein verschwindend kleiner Bruchteil der Sorgen eintritt und in den meisten Fällen das Leben sogar ganz anders verläuft, als es die Sorgen vorhergesagt haben. Das folgende Beispiel illustriert die Sorge einer Mutter um ihre Tochter: »Hoffentlich geht das gut, sie ist ja erst zweimal alleine mit dem Fahrrad zur Schule gefahren. Was, wenn sie heute unaufmerksam ist? Sie sah heute Morgen so müde aus. Und was, wenn sie vielleicht ausgerechnet an der blöden Kreuzung träumt und übersieht, dass sie anhalten muss? Und was, wenn auch der Autofahrer vielleicht nicht aufpasst? Das würde einen schlimmen Unfall geben. Hoffentlich hat sie auch ihren Fahrradhelm aufgelassen und nicht abgesetzt. Nicht auszudenken, was ohne Helm passieren könnte …«

Wenn man den Kopf nicht frei hat …

Ein weiteres Problem von Sorgen-Machen und Grübeln besteht darin, dass ich mich gedanklich natürlich nur schwer mit etwas anderem beschäftigen kann, solange diese Denkprozesse ablaufen. Das ist jedoch dann besonders ungünstig, wenn es für mich und mein Leben wichtig ist, mich auf etwas anderes zu konzentrieren oder über etwas anderes nachzudenken. Denken Sie beispielsweise an die Auswirkungen auf Ihre Arbeit, wenn Sie wieder und wieder über private Probleme nachgrübeln (oder umgekehrt). Grübeln und Sorgen-Machen kann sowohl die Qualität Ihrer Arbeit deutlich beeinträchtigen als auch dazu führen, dass Sie viel länger für bestimmte Arbeiten benötigen als normalerweise. Oder erinnern Sie sich an ein gemütliches Abendessen mit Ihrem Partner. Wie hätte der es gefunden, wenn er sich mit Ihnen gar nicht hätte unterhalten können, weil Sie so in Gedanken versunken waren? Oder haben Sie schon einmal beim Fernsehen so viel über etwas anderes nachgedacht, dass Sie am Ende gar nicht mitbekommen haben, wer in dem Krimi der Täter gewesen ist?

Man könnte diese Liste von Beispielen unendlich verlängern. Wenn ich etwas Bestimmtes tun möchte, dann sollte ich auch dafür »den Kopf frei haben« und mich darauf konzentrieren können. Sorgen-Machen oder Grübeln erschweren dies erheblich und erhöhen die Wahrscheinlichkeit, dass mir ein neues Missgeschick passiert, ich meine Ziele nur mit mehr Mühe oder gar nicht erreiche oder auch schöne Dinge weniger genießen kann, eben weil ich so unkonzentriert gewesen bin.

Sorgen-Machen, Grübeln, Hadern: Wozu eigentlich?

Sorgen-Machen, Grübeln und Hadern wirken sich unangenehm auf unser Gefühlsleben aus. Zudem können wir eben keine oder nur deutlich schwerer andere Dinge erledigen, die es in unserem Leben zu tun gibt. Dies ist ein hoher Preis, den wir für diese Arten von Nachdenken zahlen, und es drängt sich automatisch die Frage auf, ob er sich lohnt.

Grübeln. Für das Grübeln ist diese Frage sehr einfach zu beantworten. Wir haben bereits erläutert, dass wir von Grübeln dann sprechen, wenn ich eben nicht zu einem Ergebnis komme, sondern wenn sich mein Denken im Kreis dreht. Selbst wenn der ursprüngliche erste Gedanke ein für mich wichtiges Thema betrifft (z. B. »Warum hat mein Chef mich entlassen und nicht meinen Kollegen?«, »Warum möchte meine Partnerin nicht mehr mit mir zusammen sein?«, »Warum habe ich diese Krankheit bekommen?«), so kann Nachdenken darüber trotzdem manchmal Grübeln sein. Dies ist immer dann der Fall, wenn es mir in einem angemessenen Zeitrahmen nicht gelingt, die Fragen zu beantworten, die ich mir gestellt habe. Dann sollte ich das Nachdenken wieder einstellen und stattdessen eine andere Strategie wählen (z. B. eine Freundin um ihre Einschätzung bitten).

Hadern. Auch Hadern ist immer dann eine überflüssige Denkstrategie, wenn ich definitiv nichts an dem ändern kann, womit ich hadere. Wenn ich also bereits in einem Stau stehe, dann führt Hadern nur dazu, dass meine Laune (und eventuell die meiner Mitfahrer) noch schlechter wird, als sie ohnehin schon ist. Gibt es jedoch noch eine Chance auf Veränderung, dann kann Hadern beziehungsweise der damit verbundene Ärger gelegentlich durchaus hilfreich sein. Der Ärger, der durch das Hadern entsteht, hilft nämlich manchmal Menschen, etwas zu tun, was sie sich sonst nicht trauen würden. Wenn eine Person in ihrer Firma versetzt worden ist, dann kann der durch Hadern entstandene Ärger eine Hilfe sein, sich zu trauen, mit dem Chef ein Gespräch zu führen und um eine Rücknahme dieser Entscheidung zu bitten oder einen alternativen Plan vorzustellen. Aber Vorsicht: unverschämtes Verhalten aus dem Ärger heraus wird die Situation natürlich zusätzlich verschlimmern.

Sorgengedanken. Ausgiebiges Sorgen-Machen wird eingesetzt, um Lösungsmöglichkeiten für potenzielle negative Ereignisse in der Zukunft zu finden. »Sorgen-Profis« sagen manchmal, dass sie daher schon genau wissen, was es zu tun gibt, wenn dieses oder jenes passieren sollte, während andere erst darüber nachdenken, wenn das negative Ereignis schon eingetreten ist. Das ist richtig, hat jedoch einen Haken: Die allermeisten Inhalte von Sorgengedanken treten überhaupt nicht ein. Und falls doch, dann sind wir häufig auch ganz spontan in der Lage, eine solche Situation zu unserer Zufriedenheit zu bewältigen. Ein Plan im Voraus ist also gar nicht nötig.

Stellen Sie sich beispielsweise vor, dass Sie in einigen Tagen eine Prüfung haben. Hier ein paar Beispiele für mögliche Sorgengedanken: Was wäre, wenn …

- ich nicht das Richtige gelernt habe?
- ich vor der Prüfung nicht schlafen kann und total gerädert bin?
- ich ein Blackout bekommen sollte?
- mein Prüfer einen schlechten Tag erwischt und seinen Frust an mir auslässt?
- mein Bus in einen Stau gerät und ich dadurch zu spät komme?
- ich vorher noch krank werden sollte?
- mir in der Prüfung vor Aufregung übel wird und ich dort erbrechen muss?

Auch diese Liste ließe sich unendlich verlängern und vielleicht hätte ich nach ausgiebigem Sorgen-Machen auch Ideen, was ich in den einzelnen Fällen tun würde. Aber ist dies wirklich gut investierte Zeit und Energie? Bedenken Sie noch einmal: Die meisten Sorgen treten gar nicht ein! Solange ich mir Sorgen mache, kann ich zudem auch gar nicht den Prüfungsstoff lernen und dies ist sicher der allerwichtigste Aspekt einer Prüfungsvorbereitung. Die Alternative zum Sorgen-Machen wäre also, einen kurzen Plan zu machen, was ich wann lerne, wann ich wie zur Prüfung komme oder was ich anziehen werde. Und ansonsten gilt einfach: lernen, lernen und nochmals lernen!

Negative Folgen von Aufmerksamkeitslenkung

Wenn wir uns intensiv Sorgen machen, Grübeln oder Hadern, dann ist die Aufmerksamkeit stark auf unsere eigenen Gedanken gerichtet, sie ist auf uns selbst fokussiert und damit eingeengt. Aber diese Art von gerichteter Aufmerksamkeit ist lediglich eine Möglichkeit, um sich mit der ungünstigen Lenkung unserer Aufmerksamkeit das Leben zu erschweren. Es gibt zahlreiche weitere Formen, bei denen wir uns immer wieder fragen müssen, ob sich die jeweilig gewählte Strategie der Aufmerksamkeitslenkung für uns lohnt. Ein paar weitere Beispiele für Effekte einer ungünstig ausgerichteten Aufmerksamkeit sollen dies verdeutlichen.

Stellen Sie sich vor,

- … Sie möchten einen entspannten Stadtbummel und vielleicht das eine oder andere Schnäppchen machen. Wie würde es sich auf Ihr Wohlbefinden auswirken, wenn Sie, während Sie unterwegs sind, permanent mit höchster Konzentration nach bissigen Hunden oder potenziellen Gewalttätern Ausschau halten?
- … Sie wären zu einem Vorstellungsgespräch eingeladen. Wie würde es sich auf Ihr Wohlbefinden auswirken, wenn Sie mit höchster Konzentration nur auf Anzeichen bei Ihrer Gesprächspartnerin achten, die darauf hindeuten, dass Sie die Stelle sowieso nicht bekommen?
- … Sie hätten von einer bestimmten Krankheit gehört. Wie würde es sich auf Ihr Wohlbefinden auswirken, wenn Sie über den Tag hinweg immer wieder Ihren Körper nach kleinsten Anzeichen einer ebensolchen Krankheit absuchen?
- … Sie würden vor dem Spiegel stehen und sich betrachten. Wie würde es sich auf Ihr Wohlbefinden auswirken, wenn Sie Ihre Aufmerksamkeit nur auf die Teile Ihres Körpers lenken, die Ihnen nicht gefallen?
- … Sie seien als Gast auf einer Party angekommen. Wie würde es sich auf Ihr Wohlbefinden auswirken, wenn Sie mit höchster Konzentration nur auf Anzeichen achten, dass andere Gäste Sie unattraktiv/unsympathisch finden?
- … Sie hätten einen anstrengenden Tag vor sich und hätten sich dementsprechend früh den Wecker gestellt. Wie würde es sich auf Ihr Wohlbefinden auswirken, wenn Sie direkt nach dem Aufwachen mit höchster Konzentration Ihren gesamten Körper gründlichst nach Anzeichen von Kraft- und Energielosigkeit absuchen?

Negative Folgen auf der Verhaltensebene. Wenn Sie die letzten Zeilen Revue passieren lassen, dann ist es eigentlich eine Selbstverständlichkeit, dass sich die genannten Denk- und Aufmerksamkeitsstrategien auch auf Ihr Verhalten auswirken. In dieser Hinsicht sind zwei Aspekte zu unterscheiden:

(1) **Verhaltensweisen als Folge des kognitiven Aufmerksamkeitssyndroms.** Denken und Steuern von Aufmerksamkeit dieser Art führen dazu, dass sich Gefühle von Niedergeschlagenheit, Ängstlichkeit oder Ärger intensivieren und sich die Dauer ihres Bestehens bedeutend verlängert. Dadurch wird es immer wahrscheinlicher, dass die typischen Verhaltensimpulse dieser Gefühle letztendlich auch umgesetzt werden.

Gefühle von Niedergeschlagenheit und Traurigkeit gehen typischerweise mit dem Impuls einher, inaktiver zu werden und sich zurückzuziehen. Dies ist an sich völlig normal und stellt grundsätzlich auch kein Problem dar. Vom kognitiven Aufmerksamkeitssyndrom sprechen wir jedoch dann, wenn die oben genannten Denk- und Aufmerksamkeitsstrategien in sehr, sehr vielen Situationen und dann auch äußerst zeitintensiv eingesetzt werden. Dies kann zu einer dauerhaft traurigen, niedergeschlagenen Stimmung und dem dauerhaften Impuls führen, sich aus dem Leben zurückzuziehen. Gibt man diesem Impuls nach, dann leiden möglicherweise verschiedene Lebensbereiche darunter, in denen Aktivität nötig ist: alltägliche Verrichtungen im Haushalt, der Beruf, Familie und Sozialleben, Hobbys und Freizeitaktivitäten, die Pflege meiner Gesundheit usw. Die Folgen sind wiederum für den Betroffenen unangenehm, denn wer wünscht sich schon Chaos im Haushalt, Probleme im Job oder in der Familie oder negative Folgen für seine Gesundheit? Diese Folgen stellen dann neue Themen dar, über die man grübeln oder sich Sorgen machen kann, was die Stimmung erneut verschlechtert und die obigen Verhaltensimpulse weiter verstärkt. Ein Teufelskreis, den es zu durchbrechen gilt!

Ärger und Frustration kann mit ausgiebigem Hadern in Zusammenhang stehen. Aus dem Gefühl von Ärger heraus wollen wir unsere Grenzen und Rechte verteidigen und uns zur Wehr setzen, ein prinzipiell sehr guter und hilfreicher Verhaltensimpuls. Wenn wir jedoch häufig und ausdauernd mit Situationen hadern, dann machen Verhaltensweisen, die aus diesen Gefühlen resultieren, das Leben manchmal noch schwerer, als es ohnehin schon ist. Betroffene sind dann permanent angespannt und gereizt und reagieren selbst bei Kleinigkeiten impulsiv und mit intensivem Ärger. Und welche Kollegen oder Freunde mögen schon ein lang andauerndes Schimpfen über subjektiv empfundene Missstände oder das »Abkriegen« von Ärger, für den sie überhaupt nichts können? Oder welcher Chef schätzt Ihre gereizte, ärgerliche Offenheit noch, wenn Sie ihm endlich einmal deutlich sagen, dass Sie ihn für einen Blödmann halten?

Angst zeigt sich in typischen Verhaltensimpulsen wie vor der jeweiligen Bedrohung zu flüchten, sich tot zu stellen oder gegen sie zu kämpfen. In unserem heutigen Alltag sind häufig zu beobachtende Phänomene das Vermeiden von potentiellen Bedrohungen, die sich in unseren Sorgen ausdrücken, oder das Abstimmen des Lebens auf eben diese Sorgen. Dadurch wird aber das Leben leider nur zusätzlich erschwert. Wenn ich zum Beispiel aufgrund von Sorgen und Angst vor einem Vorstellungsgespräch darauf verzichte, mich auf eine Stelle zu bewerben, dann werde ich zwangsläufig ohne Arbeit bleiben. Ebenso verhält es sich auch in anderen Bereichen, zum Beispiel wenn ich aus Angst eine Prüfung vermeide (obwohl ich doch eigentlich diesen Ausbildungsabschluss machen möchte) oder mich von anderen Menschen zurückziehe (obwohl ich mir Freunde oder eine Partnerin wünsche). Aber auch das Einstellen auf potenzielle Katastrophen kann zu einem Hindernis im Leben werden. Wenn ich aufgrund der Befürchtung, zu einem Termin zu spät zu kommen, jedes Mal bereits eine Stunde früher da bin, dann fehlt mir diese Stunde für andere Dinge. Oder wenn ich meine Kinder nicht aus dem Haus lasse, aus Angst, ihnen könnte etwas zustoßen, dann beeinträchtige ich sie in ihrer normalen Entwicklung. Auch nur zu bestimmten Zeiten einkaufen zu gehen, um möglichst wenig anderen Menschen zu begegnen, erschwert das Leben deutlich, wenn ich dann eben nur um 7:00 Uhr oder um 23:30 Uhr in den Supermarkt gehen kann. Die Liste an Beispielen ließe sich unendlich fortsetzen. Vielleicht kennen Sie ja von sich oder anderen Personen in Ihrem Umfeld noch weitere?

(2) **Ungünstige Strategien gegen das kognitive Aufmerksamkeitssyndrom.** Diejenigen, die sich häufig Sorgen machen oder grübeln, bemerken oft, dass sich diese Strategien ungünstig auf ihr Wohlbefinden auswirken. Aus diesem Grund ergreifen sie Maßnahmen, die diese Denkprozesse beenden bzw. ihnen die Kontrolle über diese Prozesse zurückgeben sollen. Leider werden in diesem Zusammenhang häufig Strategien eingesetzt, die nicht funktionieren und daher die Betroffenen verständlicherweise in ihrer metakognitiven Überzeugung stärken: »Ich habe über Sorgen-Machen und Grübeln keine Kontrolle!« Darüber hinaus erschweren diese Strategien noch auf ganz eigene Arten und Weisen das Leben.

Diese ungünstigen Strategien, und wie man sie verändern kann, werden im Mittelpunkt des folgenden Kapitels stehen. Bevor wir sie jedoch betrachten, ist in Abbildung 1 das metakognitive Modell und ein Beispiel noch einmal graphisch dargestellt.

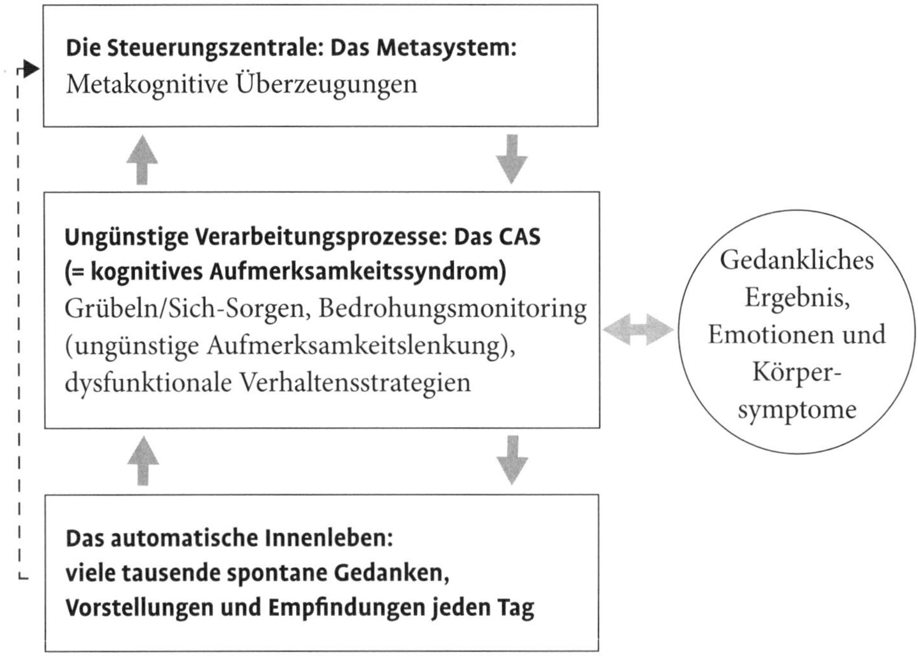

Abbildung 1 Vereinfachte grafische Darstellung des metakognitiven Modells nach Wells und Matthews (1994)

Erinnern Sie sich noch an Frau Flugscheu ganz zu Beginn dieses Buches? Das metakognitive Modell von Frau Flugscheu würde folgendermaßen aussehen (Abb. 2):

Die Steuerungszentrale: Das Metasystem

Positive Metakognitonen

- »Sorgen-machen hilft mir, auf negative Ereignisse vorbereitet zu sein!«
- »Wenn ich meine Aufmerksamkeit auf potenzielle Gefahren richte, bin ich sicherer!«

Negative Metakognition

- »Sorgen-machen ist nicht steuerbar!«

Ungünstige Verarbeitungsprozesse: Das CAS (= kognitives Aufmerksamkeitssyndrom)

Sich-Sorgen-machen

- »Vielleicht ist ausgerechnet mein Flieger schon uralt. Da kann leicht mal was nicht stimmen! Und was, wenn die Crew das zunächst gar nicht bemerkt? Neulich im TV haben die berichtet, dass zwischen den Flügen so viel gefeiert wird! Zum Glück gibt es ja elektronisch Sicherheitssysteme. Aber was, wenn auch die alt sind und nicht mehr funktionieren? Naja, aber regelmäßige Wartung gehört zu einem Flugzeug dazu. Aber was, wenn die Airline auch so stark sparen muss wie viele andere zurzeit? Vielleicht sparen sie ja an der Wartung? …?«

Bedrohungsmonitoring (ungünstige Aufmerksamkeitslenkung)

Fokus auf Anzeichen, dass mit dem Flugzeug etwas nicht stimmt

dysfunktionale Verhaltensstrategien

Den Flug vermeiden und den Urlaub verfallen lassen.

»Das Flugzeug wird abstürzen und ich werde sterben!«

Angst, Herzrasen, Schwindel, Atemnot, Schwitzen, …

Das automatische Innenleben

»Was, wenn es aber ausgerechnet mit meinem Flug Probleme geben sollte?«

Abbildung 2 Metakognitives Modell von Frau Flugscheu

Veränderungsstrategien – der andere Umgang mit Gedanken

In Kapitel 1 wurde ausführlich dargestellt, wie unser Denken funktioniert. Es hat sich auch gezeigt, dass zahlreiche belastende Situationen uns eigentlich nicht deshalb vor so große Schwierigkeiten stellen, weil wir grundsätzlich nicht mit Problemen umgehen können, sondern deshalb, weil wir uns als »denkende Menschen« mit diesen Problemen auf eine »unglückliche« oder zumindest »ungünstige« Art und Weise gedanklich auseinandersetzen. Unlösbare Schwierigkeiten und eine besondere emotionale Belastung entstehen in diesen Fällen also nicht per se durch die Herausforderungen des Lebens, sondern dadurch, dass wir die Strategien des kognitiven Aufmerksamkeitssyndroms zu ihrer Lösung einsetzen.

Was können wir aber tun, um unsere Fertigkeiten für einen besseren Umgang mit solchen Situationen einzusetzen? Darum soll es in diesem Kapitel gehen.

Die Kontrolle wiedergewinnen. Wenn wir den Eindruck haben, nicht wir würden unsere Gedanken, sondern diese würden uns kontrollieren, so ist es sinnvoll, das scheinbare Chaos erst einmal genauer zu analysieren und wieder einen Überblick zu gewinnen. Aber wie soll das gehen? Eine ins Rollen geratene Lawine lässt sich bekanntlich nicht so leicht stoppen, und sich einen Sturm genauer anzuschauen, mag ja aus der Ferne betrachtet ganz spannend sein, aber was, wenn man gerade mitten in ihm steht und Mühe hat, auf den Beinen zu bleiben?

Wir haben bereits gelernt, dass es aus der metakognitiven Perspektive nicht darum geht, dass wir bestimmte Gedanken nicht denken dürfen, weil diese etwa gefährlich sind. Es kann aber zu Situationen kommen, in denen uns die Reaktion auf unsere automatischen Gedanken doch zu schaffen macht, nämlich dann, wenn Grübel- und Sorgenprozesse aus dem Ruder laufen. Was können wir nun tun, um zumindest einen ersten Schritt in Richtung Stärkung der Kontrolle zu gehen?

Bevor wir uns mit einigen hilfreichen Grundlagen und Techniken vertraut machen, stellen wir hier einige verbreitete »Alternativmethoden« vor, die nicht erfolgreich sind und die in verschiedenen Lebenssituationen sogar zusätzlich belasten.

2.1 Was bisher nicht so richtig geholfen hat ...

Es existieren zahlreiche Strategien, die Menschen einsetzen, um die vermeintlich verlorene Kontrolle über Denk- und Aufmerksamkeitsprozesse zurückzugewinnen, die aber leider nicht zum gewünschten Ziel führen. Sie sind ungeeignet, um Sorgen- oder Grübelprozesse zu unterbrechen bzw. zu unterbinden, und können darüber hinaus noch weitere »Nebenwirkungen« haben:

(1) Sie blockieren mentale Ressourcen, das heißt, ihr Einsatz verhindert, dass ich mich gedanklich und mit meiner Aufmerksamkeit einer Sache meiner Wahl zuwenden kann.

(2) Ich zahle einen Preis für ihren Einsatz, zum Beispiel dadurch, dass diese Strategien zu Problemen mit meinen Mitmenschen führen, die körperliche Gesundheit beeinträchtigen oder Zeit und Geld kosten.

(3) Der Einsatz dieser Strategien wirkt sich ungünstig auf die Metakognitionen aus. So hat zum Beispiel jeder gescheiterte Versuch, Kontrolle über Denkprozesse auszuüben, zwangsläufig zur Folge, dass ich vermeintlich lerne, dass ich eben keine Kontrolle (mehr) habe. Die negative Metakognition »Ich habe keine Kontrolle über Sorgen-Machen und Grübeln« wird also gestärkt, sodass ich mich meinem Denken und den damit einhergehenden Emotionen immer ausgelieferter fühle.

(4) Der Einsatz dieser Strategien verhindert neue Erfahrungen mit (automatischen) Gedanken und Gefühlen. So ist es beispielsweise nur möglich zu erleben, dass Gedanken und Gefühle kommen, aber auch von alleine wieder gehen, wenn ich einmal nichts unternehme, um sie zu unterdrücken oder zu verändern.

Nachfolgend finden Sie eine Auswahl von Strategien, die häufig angewendet werden. Ihr Nutzen ist jedoch, wenn überhaupt, nur von begrenzter Dauer, und sie weisen die erwähnten unerwünschten »Nebenwirkungen« auf.

Sich ablenken. Das Ziel von Ablenkung besteht darin, bestimmte Gedanken (wie z. B. Sorgen- oder Grübelgedanken) oder unangenehme innere Bilder möglichst vollständig aus dem Bewusstsein zu verbannen. Um dieses Ziel zu erreichen, werden viele andere Dinge getan, zum Beispiel fernsehen, Wohnung aufräumen, lesen, etwas sortieren, Sport treiben oder auf dem Handy oder dem Computer spielen, im Internet surfen oder sich die Zeit in sozialen Netzwerken vertreiben. Auch Entspannungstechniken sowie Mediations- und spirituelle Techniken können in diese Kategorie fallen, nämlich dann, wenn Personen sie mit dem Ziel einsetzen, bestimmte Gedanken und Emotionen nicht haben bzw. schnellstmöglich wieder ausmerzen zu wollen.
Nachteil: Tatsächlich kann Sich-Ablenken kurzfristig erst einmal funktionieren und wir sind mit unserer Aufmerksamkeit und unseren Gedanken dann bei der jeweiligen Tätigkeit. Allerdings kann man manche Ablenkungsstrategien nur begrenzte Zeit anwenden. Denken Sie zum Beispiel an Sich-Ablenken durch Sport – irgendwann ist man erschöpft – oder durch das Aufräumen der Wohnung – irgendwann ist die einfach perfekt sauber und aufgeräumt. Zudem kollidiert die Notwendigkeit, eine bestimmte Ablenkungsstrategie einzusetzen, in vielen Fällen mit den eigenen Pflichten und Vorstellungen vom Leben. Stellen Sie sich zum Beispiel vor, Ihre Top-Strategie gegen als unangenehm erlebte Gedanken wäre es, fernzusehen. Möchten Sie tatsächlich jedes Mal den Fernseher einschalten, wenn sich ein derartiger Gedanke meldet? Möchten Sie dies auch dann tun, wenn Sie eigentlich zur Arbeit müssen, Sie eine Verabredung haben oder gerade etwas Schönes unternehmen wollten? Im Extremfall bedeutet sich abzulenken eben, dass man nichts anderes mehr tun kann. Dann sind vielleicht die meiste Zeit unangenehme Gedanken oder Vorstellungen verschwunden, aber, etwas überspitzt gefragt, was ist von Ihrem Leben dann noch übrig?

Sich mit Gedanken »konstruktiv« auseinandersetzen. Bei dieser Strategie überprüfe ich als unangenehm erlebte Gedankeninhalte, indem ich mich – mehr oder weniger – intensiv mit ihnen auseinandersetze. Das Ziel besteht darin,

diese Gedanken möglichst zu entkräften. Um dies zu erreichen, werden auch Informationen recherchiert, zum Beispiel über das Internet oder das Einschalten von Verkehrsnachrichten im Radio. Auf den Gedanken »Hoffentlich kommt mein Kind heil mit dem Flugzeug im Urlaub an« könnte diese Strategie zum Beispiel bedeuten, sich klarzumachen, dass das Flugzeug ja bekanntlich das sicherste Verkehrsmittel ist. Zudem könnte im Internet nach Flugzeugabstürzen recherchiert werden und über die Website des Ankunftsflughafens beobachtet werden, ob die Maschine als gelandet ausgewiesen wird.
Nachteil: Die Nachteile dieser Strategie hängen davon ab, wie ausgiebig ich in die Analyse eines Gedankens einsteige. Ist diese Analyse extrem kurz (wenige Sekunden), so kann es sich durchaus auch um eine gute und hilfreiche Strategie handeln. Je mehr Zeit sie jedoch beansprucht, je mehr Nachdenken und je mehr Recherchieren nach Informationen, desto größer ist das Risiko, dass gerade dieses Vorgehen mein Leben deutlich beeinträchtigt. Zum einen kann ich während des Einsatzes dieser Strategie nicht das tun, was ich eigentlich tun wollte. Zudem sind eingeholte Informationen im nächsten Moment schon wieder alt. Wenn also das Internet sagt: »Kein Flugzeug abgestürzt«, so könnte das befürchtete Ereignis ja direkt eintreffen, nachdem ich den PC ausgeschaltet habe. Zum anderen bedeutet das Suchen nach Informationen auch, dass ich auf Dinge stoßen kann, die mich zusätzlich beunruhigen. So könnte die obige Internetrecherche möglicherweise zutage fördern, dass ausgerechnet der Flugzeugtyp, in dem mein Kind sitzt, besonders anfällig für Defekte ist. Diese Information ist nun alles andere als beruhigend. Und zu guter Letzt: Die Wissenschaft sagt, dass jeder Mensch pro Tag mehrere tausend automatisch auftretende Gedanken hat. Ist es tatsächlich möglich, alle potenziell unangenehmen Gedanken zu entkräften – wo der Tag doch nur 24 Stunden hat – und sich gleichzeitig auch noch effektiv um sein Leben zu kümmern?

Sich betäuben. Bei dieser Strategie werden Alkohol, andere Drogen oder Medikamente eingesetzt, um den Kopf »frei« zu bekommen und nicht weiter nachdenken zu müssen.
Nachteil: Die Nachteile dieser Strategie liegen auf der Hand. Selbst ihre akute Wirkung, die es tatsächlich zumindest kurzfristig unmöglich machen kann, zu grübeln oder sich Sorgen zu machen, hat Nebenwirkungen. Denn stark betrunken können Sie zwar nicht mehr intensiv nachdenken, Sie können aber viele andere Dinge auch nicht mehr tun. Und wenn die Wirkung nachlässt, dann sind die alten Gedanken und Erinnerungen sowieso wieder da und manchmal noch mit einem »schweren Kopf« dazu. Regelmäßig eingesetzt ist diese Strategie sogar richtig gefährlich. Der regelmäßige Konsum von Alkohol und Drogen kann

zur Sucht führen. Dies kann auch für die Einnahme von Medikamenten gelten. Falls Ihnen Ihr Arzt ein Medikament zum Beispiel aus der Gruppe der Benzodiazepine verordnet haben sollte, dann hat auch dieses Medikament ein hohes Suchtpotenzial. Sie sollten es immer nur in enger Rücksprache mit Ihrem Arzt einnehmen oder – besser noch und ebenfalls nach Rücksprache – auf ein alternatives Präparat umstellen, falls es ohne Medikament momentan nicht gehen sollte!

Gedanken verdrängen. Bei dieser Strategie wird versucht, Gedanken entweder gar nicht erst aufkommen zu lassen oder sie mit Unterdrücken und Verdrängen wieder aus dem Kopf zu bekommen.
Nachteil: Erinnern Sie sich noch an das Experiment zur Gedankenunterdrückung aus Abschnitt 1.1? Falls nicht, dann blättern Sie gerne zurück und wiederholen Sie das Experiment noch einmal. Sie werden bemerken, dass Gedanken und Vorstellungen sich – wenn überhaupt – nur kurzfristig unterdrücken lassen. Zudem scheinen die unterdrückten Inhalte in der Folge noch häufiger ins Bewusstsein zu drängen. Und zwei weitere Fragen sind interessant: Wie viele »blaue Giraffen« (bzw. Gedanken) wollen oder müssen Sie wegdrängen? Und können Sie sich noch gut um Ihren Lebensalltag kümmern, während Sie dabei sind, diese Strategie zu benutzen?

Sich rückversichern. Bei dieser Strategie werden andere Menschen eingesetzt und befragt, um sich sicher zu fühlen, dass Sorgengedanken in der Realität nicht eintreten werden. So kann Rückversichern im Kollegenkreis zum Beispiel heißen, dass ich als Reaktion auf den Gedanken »Vielleicht habe ich meine Arbeit nicht richtig gemacht!« eine Kollegin oder einen Kollegen frage, was sie dazu meinen. Oder ich frage Freunde, ob sie glauben, dass mein Kind heil mit dem Flugzeug landen wird, das von mir ausgesuchte Geschenk meinem Partner gefallen wird usw. Diese Strategie kann funktionieren, wenn sie sparsam eingesetzt wird, denn tatsächlich versichern sich alle Menschen rück und es ist auch nichts dagegen einzuwenden, dies gelegentlich zu tun.
Nachteil: Wenn ich diese Strategie als meine Top-Strategie für den Umgang mit Sorgengedanken einsetze, dann bekomme ich ein Problem. Zum einen sind Sorgengedanken häufig und ich müsste mich dann wegen einer Vielzahl von Gedanken rückversichern. Zum anderen wirkt eine Rückversicherung nur für einen kurzen Moment. Denn was geschieht, wenn mir ein Freund gesagt hat »Dein Kind wird schon heil mit dem Flugzeug landen, da bin ich mir ganz sicher!« und sich wieder ein Sorgengedanke meldet? Es gibt Menschen, die benötigen dann erneut und möglichst sofort eine Rückversicherung, was große Probleme mit den Mitmenschen zur Folge haben kann, bei denen sie sich rück-

versichern. Zudem schränkt dies, wie auch andere Strategien, die eigene Lebensführung deutlich ein. So erzählte zum Beispiel eine junge Frau einmal, dass sie sich Sorgen macht, dass ihr Vater nicht heil zur Arbeit kommen könnte. Sie versuchte ihn daher telefonisch zu erreichen und fuhr, wenn das nicht möglich war, direkt zu seiner Arbeitsstelle, um sich zu vergewissern, dass alles in Ordnung ist. Dieses Vorgehen beruhigte sie zwar kurzfristig, machte es ihr jedoch unmöglich, einer geregelten Arbeit nachzugehen. Und nach einiger Zeit waren dann wieder andere Sorgengedanken da …

Vermeidungsverhalten. Bei dieser Strategie versuche ich, Sorgen-Machen oder Grübeln dadurch zu verhindern oder zu beenden, dass ich mich entscheide, die Dinge, die mit diesen Gedanken verknüpft sind, einfach zu vermeiden. Dabei kann es sich zum Beispiel um besorgniserregende Nachrichten handeln (also verfolge ich die Nachrichten nicht mehr im Internet, der Zeitung oder im Fernsehen und mache das Radio aus) oder um eine Vielzahl von Tätigkeiten oder Ereignissen, die eigentlich einen Platz in meinem Leben haben sollten. Wenn ich mir zum Beispiel Sorgen mache, dass ein Vorstellungsgespräch unangenehm verlaufen könnte, dann lässt sich das Sorgen-Machen dadurch verändern, dass ich das Gespräch einfach absage. Dann hören zwar meine Sorgen auf, allerdings werde ich so auch nicht den gewünschten Job bekommen (und es treten möglicherweise auch andere Sorgen auf …). Wenn ich darüber nachgrübele, woran es liegt, dass ich bisher so ein schlechter Partner gewesen bin, dann kann ich dieses Grübeln beenden, indem ich mich entscheide, in Zukunft auf eine Partnerschaft zu verzichten. Wenn ich befürchte, dass ich mit dem Auto einen Unfall bauen könnte, dann kann ich diesen Sorgen damit begegnen, dass ich aufs Autofahren verzichte. Man könnte die Liste von Beispielen unendlich verlängern.
Nachteil: Sie sehen sicher schon an diesen wenigen Beispielen, welch großen Haken diese Strategie hat: Sie schränkt meinen Aktionsradius im Leben ein! Und diese Einschränkungen werden umso gravierender, je häufiger ich etwas vermeide, das ich mir eigentlich in meinem Leben wünsche und das dementsprechend seinen Platz haben sollte.

Mit Ärger, Wut und Verzweiflung auf Gedanken reagieren und gegen diese ankämpfen.
Nachteil: Da dieser Kampf unsere Gedanken nicht davon abhält aufzutauchen (oder ihr Auftauchen sogar verstärkt, s. o.), erleben wir uns als noch hilfloser, werden noch wütender, verzweifelter und trauriger … und sind schon wieder mitten im Teufelskreis.

Exzessives Planen. Bei dieser Strategie versuche ich, Sorgen-Machen überflüssig zu machen, indem ich einen perfekten Plan für ein wichtiges Ereignis mache. Dies kann beispielsweise ein Vorstellungsgespräch sein, eine Prüfung oder eine Rede auf einer großen Feier (wie auch bereits bei anderen Strategien sind die möglichen Situationen unbegrenzt).
Nachteil: Grundsätzlich ist Planen eine gute Sache! Tatsächlich ist es aber unmöglich, einen wirklich perfekten Plan zu machen. Die Möglichkeiten, was uns im Leben passieren kann, sind unbegrenzt und können daher auch nicht vollständig durchdacht und schon gar nicht geplant werden. Je intensiver wir versuchen, möglichst viele Eventualitäten einzuplanen, desto umfangreicher und unübersichtlicher wird unser Plan. Und zudem wird das Planen immer zeitaufwendiger. Aber gerade die Vorbereitung auf wichtige Situationen benötigt ja auch Zeit für andere Dinge als lediglich das Planen: für eine Prüfung will z. B. gelernt werden und neben der Rede muss auch eine Feier an sich vorbereitet werden. Verliere ich mich in Details, dann verliere ich leicht den Blick für das wirklich Wichtige und habe ggf. keine Zeit mehr für die wesentlichen Dinge!

Haben Sie eine bevorzugte »Top-Strategie« unter den oben beschriebenen? Welche? Wie hilft sie Ihnen? Nehmen Sie Nachteile wahr?

2.2 Der Gedankenaufschub – ein erstes Experiment

Stellen Sie sich vor, Sie sind gerade bei einer wichtigen oder angenehmen Tätigkeit und plötzlich stört Sie jemand. Was können Sie tun? Sie können die Tätigkeit natürlich unterbrechen und sich sofort mit demjenigen beschäftigen, der stört. Oder Sie können sich darüber ärgern, dass Sie schon wieder gestört werden. Beides führt allerdings dazu, dass Sie der Tätigkeit nicht mehr nachgehen können.

Was bedeutet das für den Umgang mit unseren automatischen Gedanken, die manchmal auch plötzlich auftauchen wie eine Störenfried? Eine Alternativstrategie könnte so aussehen: Sie bemerken einen typischen Grübel- oder Sorgengedanken oder stellen plötzlich fest, dass Sie schon mitten im Grübeln oder Sorgen-Machen stecken. Sie nehmen dies zur Kenntnis. Wenn Sie wollen, können Sie kurz für sich überprüfen, ob diese gedankliche Beschäftigung für Sie momentan nützlich oder angenehm ist. Ist das nicht der Fall (und das ist meistens so), haben Sie also etwas Wichtigeres zu tun! Verabreden Sie mit den Gedanken einen späteren Zeitpunkt, zu dem Sie sich mit diesen Gedanken auseinandersetzen werden. Sie wählen den Zeitpunkt für die Verabredung so, dass Sie zumindest Ihre Tätigkeit für eine gewisse Zeitspanne weiterverfolgen können. Dabei ist es vorerst nicht wichtig, ob es sich nur um zehn Minuten oder ein paar Stunden handelt. Ist der vereinbarte Zeitpunkt gekommen, so dürfen Sie sich 15 Minuten lang mit den Grübel- oder Sorgengedanken beschäftigen, wenn sie das zu dem Zeitpunkt dann noch möchten. Sollten Sie das nicht wollen oder mehr Zeit benötigen, dann verabreden Sie sich einfach erneut.

TIPP

Damit die Strategie des Gedankenaufschiebens funktioniert, ist es sehr wichtig und hilfreich, wenn Sie einige der folgenden Dinge beachten. Lassen Sie sich nicht entmutigen, wenn es nicht auf Anhieb klappt.

- Am Anfang sollten Sie keine zu lange Zeitspanne zwischen Auftreten der Gedanken und Beschäftigung mit diesen wählen (Übung macht den Meister, wenden Sie dieses Vorgehen konsequent an, möglichst immer, wenn »störende Gedanken« auftauchen).
- Erwarten Sie nicht, dass die Gedanken verschwinden (störende Kollegen lassen Sie ja schließlich auch nicht immer gleich in Ruhe ...).
- Wenn der Zeitpunkt der Verabredung gekommen ist und Sie den Eindruck haben, dass Sie lieber etwas anderes tun möchten, dann tun Sie es (es gibt immer Wichtigeres bzw. etwas Besseres zu tun als zu grübeln oder sich Sorgen zu machen, aber dazu später noch mehr).
- Der Zeitpunkt der Verabredung sollte nicht kurz vor dem Schlafengehen sein (da sind Sie sowieso erschöpft und müde und haben definitiv etwas Wichtigeres zu tun, nämlich schlafen ...).

Vorteile dieser Strategie. Wozu ist diese Strategie denn jetzt überhaupt gut? Zum einen ist sie hilfreich für Sie, Ihre Fähigkeit zu verbessern, die auftretenden Gedanken und Denkprozesse gezielt wahrzunehmen. Häufig laufen Sorgen- und Grübelprozesse ja sozusagen in der »Nebenspur« und wir fragen uns im Nachhinein, warum wir so unkonzentriert sind bei dem, was wir eigentlich tun wollen, oder warum es uns dabei emotional so schlecht geht. Also: Voraussetzung für eine Veränderung Ihrer Denkprozesse ist ein gutes Bewusstsein dafür, ob und auf welche Art und Weise Sie gerade gedanklich beschäftigt sind. In der metakognitiven Theorie sprechen wir vom *metakognitiven Bewusstsein*, also dem Bewusstsein für all das, was sich in unserem Bewusstsein abspielt.

Zum anderen kommen Sie aus der Position des Dagegen-Ankämpfens heraus. Im Gegensatz zum Gedankenverdrängen sollen Sie ja Ihre Gedanken nicht unterdrücken oder wegschieben, sondern es hinnehmen, dass sie da sind, die Auseinandersetzung mit ihnen jedoch auf später verschieben. Dabei müssen Sie nichts gegen diese Gedanken unternehmen, kümmern sie sich nach dem Verabreden einfach wieder um das, was sie vorher getan haben und sowieso tun wollten und überlassen sie den »inneren Gedankenlärm« sich selbst. Dieses Vorgehen sollten Sie auch gerade dann zumindest einmal ausprobieren, wenn Ihnen die entsprechenden Sorgen- oder Grübelgedanken in dem Moment besonders wichtig erscheinen, denn das wird vermutlich häufig der Fall sein.

Funktionen. Das Gedankenaufschieben hat also mehrere wichtige Funktionen:

- Sie gehen bewusster mit den Gedanken und gedanklichen Prozessen um.
- Sie legen den Zeitpunkt fest, wann Sie sich mit den Gedanken beschäftigen.
- Sie reduzieren eventuell den Ärger über die Gedanken bzw. die Verzweiflung darüber, dass Ihre Gedanken Ihnen scheinbar diktieren, was Sie wann zu tun haben.
- Sie erleben wieder Aspekte von Kontrolle hinsichtlich Ihrer Denkprozesse und werden sich Ihren Gedanken weniger ausgeliefert fühlen.

Bei dieser Strategie geht es auch darum, wieder eigene Prioritäten zu setzen (wann ist was wichtig für mich?) und diese dann auch in die Tat umzusetzen. Gerade diese Fertigkeit ist häufig in den Hintergrund getreten, wenn sich Menschen ihren Grübel- und Sorgenprozessen ausgeliefert fühlen. Es kommt darauf an, sich auch diese Fähigkeit wieder in Erinnerung zu rufen und durch Training erneut zu stärken! Grundsätzlich besitzt jeder Mensch die Fähigkeit, Prioritäten zu setzen. Benutzen Sie sie auch im Umgang mit den eigenen Gedanken!

Wenn Sie mit dem Gedankenaufschieben beginnen und erste Erfahrungen gemacht und vielleicht sogar erste Erfolge erzielt haben, so nähern Sie sich bereits der Technik im Umgang mit ihren Gedanken, die im nächsten Abschnitt genauer erläutert werden soll, nämlich der Technik der losgelösten Achtsamkeit.

Auf den ersten Blick mag der Unterschied zum Gedanken-Verdrängen gar nicht so groß wirken, tatsächlich ist er es aber! Der Gedankenaufschub ist ein wesentlicher Schritt auf dem Weg zur Wiedererlangung der Kontrolle über unsere Gedanken bzw. über die problematischen Prozesse des Grübelns, des Sorgen-Machens und des Haderns.

Stolpersteine und Fehler in der Anwendung des Gedankenaufschub-Experiments

Nicht konsequente Anwendung. Gerade wenn man beginnt, das Gedanken-Ausschub-Experiment einzusetzen, sollte man dieses sehr konsequent und kontinuierlich tun, z. B. wenn man bemerkt, dass es einem schlecht geht, man schon länger über dasselbe nachdenkt, gedanklich bei Katastrophen in der Zukunft weilt usw. Es ist wichtig Routine zu entwickeln oder anders gesagt: das Gehirn zu trainieren. Zur konsequenten Anwendung gehört aber auch, dass man keine Unterscheidung trifft in vermeintlich wichtige oder unwichtige Gedanken. Es geht in der Metakognitiven Therapie nicht um die Unterscheidung von wichtigen oder unwichtigen Gedanken, es geht um die richtige Strategie im Umgang mit diesen!

Zu hohe Erwartungen. »Die Gedanken gehen ja gar nicht weg, wenn ich den Gedankenaufschub anwende« – zu dieser scheinbar enttäuschenden Erkenntnis kommen die meisten, die dieses Experiment erstmals anwenden. Das ist aber auch nicht das primäre Ziel. Es handelt sich ja ganz häufig um automatische Gedanken, deren *Auftreten* wir nicht kontrollieren können, wohl aber den *Umgang* mit diesen. Das Gedanken-Aufschub-Experiment ist ja nicht eine weitere Variante des Gedankenverdrängens (was ja nicht funktioniert, s. o.), sondern eine Strategie, die uns dabei helfen soll, die Dinge zu tun, die uns wichtig sind oder uns nutzen und dass auf eine möglichst ungestörte Art und Weise. Ein »Hintergrundrauschen« von störenden Gedanken ist dabei völlig normal und allemal hilfreicher und weniger anstrengend als eine aktive Auseinandersetzung mit den »Störenfrieden«.

Zu hohe Ansprüche an sich selbst. »Ich habe doch verstanden, dass Sorgen/Grübeln nicht gut für mich ist, warum mache ich es denn dann immer noch?« Diesen Satz hören wir nicht selten von Menschen, die von sich die sofortige Umsetzung einer guten Idee erwarten. Dazu muss man erläutern, dass wir auch ein bisschen Rücksicht auf unser Gehirn / unseren Denkapparat nehmen müssen.

Wir haben meistens über längere Zeit aktiv eine Strategie der »Problemlösung durch Nachdenken« verfolgt und haben diese auch selber für zielführend gehalten. Und mit einem Mal soll unser Gehirn nun damit aufhören … Das braucht Training und auch Zeit! Wenn wir an dieser Stelle zu sehr »hadern«, ist das nicht nur anstrengend, sondern auch entmutigend und scheint auch noch die Unkontrollierbarkeit unserer Sorgen- und Grübelprozesse zu belegen. Man sieht, hier ist Durchhalten und Wohlwollen gegenüber sich selbst gefragt. Es ist noch kein Meister vom Himmel gefallen!

Einsatz nach Situationen/subjektivem Befinden. »Wenn es mir schlecht geht, dann kann ich das Experiment nicht anwenden.« Gerade dann ist der Einsatz aber wichtig und sinnvoll! Es wird manchmal außer Acht gelassen, dass genau der ungünstige Umgang mit unseren Gedanken dazu führt, dass wir uns emotional schlecht fühlen oder wir erschöpft sind und nicht umgekehrt. Mit der Dauer der Anwendung wird diese immer selbstverständlicher und leichter und man merkt vor allem, dass es guttut, wenn man sich an der richtigen Stelle anstrengt.

Und nach all den Stolpersteinen nun auch noch eine ermutigende Bemerkung: Je länger und konsequenter Sie Erfahrungen mit dem Gedanken-Aufschub-Experiment machen, desto leichter wird Ihnen die Anwendung fallen, es wird sich eine positive Routine einstellen! Sie werden merken, dass Sie die Kontrolle haben und Ihre emotionale Belastung sowie die weiteren negativen Konsequenzen der Grübel- und Sorgenprozesse werden sich deutlich reduzieren!

2.3 Losgelöste Achtsamkeit

Manche mag es enttäuschen, andere erleichtern, aber die von Adrian Wells so bezeichnete »losgelöste Achtsamkeit« (im Englischen »Detached Mindfulness«) hat im Zusammenhang mit der Metakognitiven Therapie nicht viel mit dem sonst üblichen Konzept der Achtsamkeit zu tun, das ursprünglich dem (Zen-) Buddhismus entstammt und, daraus fortentwickelt, in bestimmten Psychotherapierichtungen angewandt wird. Sie ist also keine Form der Meditation oder der Entspannung! Losgelöste Achtsamkeit beschreibt stattdessen eine bestimmte Art und Weise, wie ich mich auf meine inneren Ereignisse (d. h. Gedanken und innere Bilder sowie die damit einhergehenden Emotionen) beziehen und dadurch eine flexible Kontrolle über Denk- und Aufmerksamkeitsprozesse entwickeln bzw. zurückgewinnen kann.

Der Satz »Cogito ergo sum« (»Ich denke, also bin ich«, Descartes) bringt scheinbar zum Ausdruck, dass unser Wesen und Sein erst durch unser Denken einzigartig und individuell wird. Zudem beinhaltet er die Sichtweise, dass unsere Gedanken und wir eine Einheit bilden. Aus metakognitiver Sicht ist dies nicht so! Unsere Gedanken sind nichts anderes als innere Ereignisse (oder mit anderen Worten: Stoffwechselprozesse in unserem Gehirn), mit denen wir auf bestimmte Art und Weise umgehen können, aber nicht müssen. Und: Über diesen Umgang können und sollten wir selbst entscheiden! Hierbei ist es hilfreich, den beiden Grundprinzipien der losgelösten Achtsamkeit zu folgen, die jetzt näher erläutert werden sollen.

Achtsamkeit/Aufmerksamkeit (»Mindfulness«). Spontan auftretende Gedanken und Vorstellungen (die Kognitionen) sowie Emotionen werden auf der Metaebene, das heißt »bewusst als innere Ereignisse«, wahrgenommen. Die Aufmerksamkeit bleibt dabei an keinem inneren Ereignis »haften«, sondern kann flexibel auf verschiedene Gedanken oder innere Bilder gerichtet werden.

Losgelöstheit (»Detachment«). »Losgelöstheit« bedeutet, sich von den Gedanken, Vorstellungen und Emotionen zu lösen und diese praktisch aus der Perspektive eines inneren Beobachters wahrzunehmen. Dabei wird auf jegliche Auseinandersetzung mit den wahrgenommenen inneren Ereignissen bewusst verzichtet! Dies meint im wahrsten Sinne des Wortes, *dass ich im Zustand von losgelöster Achtsamkeit absolut nichts tue* (außer eben wahrzunehmen, was sich in meinem Bewusstsein abspielt)! Es findet also kein Nachdenken über bestimmte Gedanken, Vorstellungen oder Emotionen statt und ich tue auch nichts auf der Verhaltensebene, als Reaktion auf meine inneren Ereignisse. Die Aufmerksamkeit ist ungerichtet und steht als potenzielle Fertigkeit zur Verfügung. Zusätzlich beschreibt »Losgelöstheit« das Erleben des eigenen Innenlebens als von der eigenen Person bzw. dem eigenen Selbst getrennt. Es gibt hier also einen Beobachter, der etwas beobachtet, das von ihm getrennt existiert und etwas anderes als ihn selbst darstellt (nämlich spontan auftretende mentale Ereignisse, die jeder Mensch hat).

BEISPIEL

Ein Beispiel soll Ihnen die Anwendung von losgelöster Achtsamkeit illustrieren. Herr Fastschonkrank leidet sehr darunter, dass er häufig denkt, dass er vielleicht eine schlimme Krankheit haben oder bekommen könnte, wie zum Beispiel einen Herzinfarkt. Für ihn bedeutet das Auftreten solcher Gedanken, dass ihm tatsächlich etwas derart Schlimmes bevorsteht, und dementsprechend ängstlich fühlt er sich jedes Mal, wenn sich solche Gedanken melden. Er ist dann immer ganz auf dieses Thema fixiert, macht sich Sorgen um seine Gesundheit und versucht zudem zu analysieren, wie gefährdet er denn nun hinsichtlich eines Herzinfarkts ist. Dies geschieht durch Recherchen im Internet, das Rückversichern bei Freunden, das genaue Beobachten seines Körpers und natürlich durch häufige Besuche beim Arzt. Herr Fastschonkrank fühlt sich in diesen Phasen miserabel und überhaupt nicht mehr dazu in der Lage, sich um sein alltägliches Leben zu kümmern. Erst einmal muss das Thema »Krankheit« gelöst werden, vorher geht nichts anderes!

Die Anwendung von losgelöster Achtsamkeit würde bedeuten, sich beim Auftreten des Gedankens »Oh nein, jetzt ist es soweit, jetzt kriege ich wirklich einen Herzinfarkt!« innerlich von diesem Gedanken zu lösen und ihn aus der Beobachterperspektive wahrzunehmen. Herr Fastschonkrank würde dann diesen Gedanken bewusst als einen spontanen Gedanken seiner Denkmaschine erleben, der erst einmal ein Gedanke und damit zugleich etwas anderes ist als die Realität. Des Weiteren würde er nicht seine Aufmerksamkeit auf seinen Körper fokussieren und zum Beispiel nach eindeutigen Symptomen absuchen. Auch über diese Gedanken weiter nachdenken (Grübeln- oder sich Sorgen machen) würde er nicht bzw. aktiv werden, indem er das Thema im Internet recherchiert oder gar erneut zum Arzt geht. Stattdessen würde er den Gedanken in seinem Bewusstsein nur beobachten, ohne auf ihn zu reagieren oder ohne ihn zu bekämpfen.

Dieses Beispiel illustriert die Anwendung von losgelöster Achtsamkeit. Sie sehen vielleicht schon, was die Anwendung von losgelöster Achtsamkeit konkret bedeutet: Sie stellt den Gegenpol zum bereits beschriebenen kognitiven Aufmerksamkeitssyndrom dar! Sie unterbindet nicht-hilfreiche Denk- und Aufmerksamkeitsprozesse und ermöglicht es, die aufgetretenen Gedanken nicht mehr im Objektmodus, sondern im metakognitiven Modus zu erleben. Dieser Zustand hat damit zum einen eine direkte Wirkung auf mein Wohlbefinden, weil ich innerlich Abstand gewinnen kann (»Wie gut, dass es sich nur um einen (automatischen) Gedanken handelt!«). Zudem können jetzt auch die automatisch auftauchenden Sorgengedanken von selbst weiterziehen und die Angst wieder abklingen. Zum anderen gewinne ich dadurch die Chance, statt der gestoppten alten Denk- und Aufmerksamkeitsmuster auf eine ganz neue Art und Weise auf meine inneren Ereignisse zu reagieren.

Herr Fastschonkrank aus dem Beispiel entschloss sich, auf diese Gedanken erst einmal losgelöste Achtsamkeit anzuwenden und somit auf sie gar nicht mehr zu reagieren. Stattdessen kümmerte er sich wieder um seinen Alltag und nahm die regelmäßigen Vorsorgeuntersuchungstermine wahr, die ihm sein Arzt empfohlen hatte. Und die Untersuchungsergebnisse gaben ihm letztendlich recht: Es war alles in Ordnung und seine Gedanken eben doch nur »gedanklicher Ausschuss«.

Die fünf Elemente von losgelöster Achtsamkeit

(1) **Hohes Metabewusstsein.** Wir alle kennen Situationen, in denen wir uns nicht bewusst sind, was sich gerade gedanklich und gefühlsmäßig in uns abspielt. Dies ist auch nicht per se problematisch. Wenn ich mich jedoch immer wieder und übermäßig »schlecht« fühle, dann ist es notwendig, meine Gedanken und Vorstellungen sowie meine Reaktionen auf die Gedanken bewusst wahrnehmen zu können, um diese gegebenenfalls zu verändern. Losgelöste Achtsamkeit ist ein Zustand der bewussten Wahrnehmung von Gedanken aus einer distanzierten Perspektive. Damit schult ein Training von losgelöster Achtsamkeit auch unser Metabewusstsein und schafft die Voraussetzung für metakognitive Veränderungen wie zum Beispiel das Abstellen von exzessivem Sorgen-Machen oder Grübeln.

(2) **Metakognitiver Modus.** Es ist ein typisches und bekanntes Phänomen bei Menschen, die psychisch leiden, dass sie Gedanken und Vorstellungen überwiegend im Objektmodus erleben (s. Abschn. 1.2), also wie eine Tatsache bzw. wie die Realität. Dadurch haben diese inneren Ereignisse einen besonderen Einfluss auf das Gefühlsleben der Betroffenen sowie die Art und Weise, wie sie sich selbst und die Welt sehen und erleben (Dies ist leicht nachvollziehbar, wenn Sie hier noch einmal an Beispiele für typische Gedanken denken, die Menschen dann als Tatsache erleben: »Ich habe nichts erreicht im Leben!«, »Ich werde nie einen Partner finden!«, »Alles, was ich anfasse, geht schief!«, »Ganz sicher bin ich schwer krank, die Ärzte haben nur noch nicht die Krankheit entdeckt!«, …). Losgelöste Achtsamkeit bedeutet, Gedanken und innere Bilder wieder als das zu erleben, was sie sind: nämlich lediglich Gedanken und innere Bilder! Eine schreckliche Erinnerung bspw. wird dadurch nicht schön, das soll sie auch gar nicht. Aber es hat Auswirkungen auf das Gefühlsleben, wenn man sie eben als Erinnerung erleben kann (die zum Glück eine ganze Zeit her ist) und nicht als Ereignis, das jetzt gerade stattfindet.

Losgelöste Aufmerksamkeit. Ein wesentlicher Aspekt des kognitiven Aufmerksamkeitssyndroms besteht darin, dass die Fähigkeit, Aufmerksamkeit lenken zu können, zum eigenen Nachteil eingesetzt wird. Häufig gibt es bestimmte Dinge, die fokussiert werden und für die Betroffenen subjektiv »Gefahr« bedeuten. Bei Herrn Fastschonkrank war dies zum Beispiel der Herzschlag und das Empfinden im Oberkörper; für andere Dinge war dann eben kaum noch Aufmerksamkeit vorhanden. Losgelöste Achtsamkeit bedeutet, mit der Aufmerksamkeit nicht irgendwo hängen zu bleiben: an keinem bestimmten Gedanken, keiner Vorstellung, aber auch nicht dem eigenen Körper oder Aspekten in der Umwelt. Stattdessen steht sie frei und flexibel zur Verfügung, und zwar völlig unabhängig davon, was sich im Bewusstsein an Gedanken und Vorstellungen meldet.

(1) **Reduktion von Denkprozessen.** Wir haben jeden Tag mehrere tausend spontan auftretende Gedanken, denn unser Gehirn arbeitet permanent und ungefragt mit. Auf viele dieser Gedanken »springen wir ganz automatisch an« und denken mehr oder weniger intensiv über diese Gedanken nach. Dies kann hilfreich und nützlich sein und wir können in dem Fall froh sein, dass wir einen so hervorragenden Automatismus in uns tragen. Manchmal verschlimmert jedoch dieses automatische Nachdenken unsere Situation nur und kann im Extremfall zur Entstehung von psychischen Störungen führen. Losgelöste Achtsamkeit bedeutet das bestmögliche Reduzieren – im Idealfall also das Einstellen – von aktivem, »ungünstigem« Nachdenken.

(2) **Reduktion von Verhaltensstrategien.** Häufig reagieren Menschen nicht nur mit Nachdenken auf ihre automatischen Gedanken, sondern auch mit bestimmten Verhaltensweisen. Ein typisches Beispiel sind Gedanken wie: »Hab‹ ich jetzt eigentlich das Auto abgeschlossen?« Viele Menschen kontrollieren die Autotür dann noch einmal und in den meisten Fällen ist das Auto abgeschlossen. Im Nachhinein betrachtet hätten sie sich also das Kontrollieren ersparen können. Auch diese Verhaltensebene ist ein Aspekt von losgelöster Achtsamkeit: Egal, was sich an Gedanken, inneren Bildern und Empfindungen meldet, man reagiert erst einmal gar nicht darauf (und bekommt dadurch den Freiraum, in Ruhe zu entscheiden, ob man die Autotür kontrollieren will, wie sonst immer, oder ob man diesmal einfach darauf vertraut, dass man sie abgeschlossen hat).

(3) **Veränderte Selbstwahrnehmung.** Wenn Menschen ihre Gedanken im Objektmodus erleben, dann bedeutet dies automatisch, dass diese Gedanken auch Einfluss darauf haben, wie sich diese Menschen selbst sehen. Depressive Menschen berichten beispielsweise von einem häufigen Auftreten negativer Gedanken über die eigene Person wie »Ich bin ein Versager!«. Aber eigent-

lich kennt fast jeder spontane Gedanken wie »Was bin ich nur für ein Idiot!«. Losgelöste Achtsamkeit bedeutet, sich von diesen Gedanken zu lösen und zu einem Beobachter zu werden, der getrennt von diesen Gedanken existiert und etwas anderes ist als diese Gedanken. Dadurch entsteht die Möglichkeit, diese Gedanken eben nicht persönlich zu nehmen, sondern als das wahrzunehmen, was sie sind: negative automatische Gedanken eben, nicht mehr und nicht weniger. Eine Patientin sagte in diesem Zusammenhang einmal lachend: »Wenn Sie wüssten, was mein Gehirn gerade wieder für Gedanken produziert! Was für ein wilder Quatsch!«

Was nützt losgelöste Achtsamkeit?

Losgelöste Achtsamkeit verbessert unser Metabewusstsein für automatische Gedanken und Vorstellungen sowie unsere persönlichen und häufig automatisch ablaufenden Reaktionen darauf (Nachdenken, Aufmerksamkeit-Lenken, Verhalten). Ihre Anwendung ermöglicht ein distanzierteres Erleben von inneren Ereignissen, was zur Folge hat, das mit ihnen einhergehende Emotionen an Intensität verlieren und sich der Einfluss von Gedanken und Vorstellungen auf unsere Sicht der eigenen Person und der Welt stark reduziert. Gleichzeitig werden automatische Reaktionen auf den Ebenen Nachdenken, Aufmerksamkeit-Lenken und Verhalten gestoppt (losgelöste Achtsamkeit ist ja eine »Tu-nichts-Strategie«, siehe oben). Dadurch entsteht die Möglichkeit, ganz bewusst zu entscheiden, ob sich unser bisheriger Einsatz von Nachdenken, Aufmerksamkeit lenken und Verhalten für uns gelohnt hat oder ob wir besser neue Wege einschlagen, um auf Gedanken, innere Bilder und die damit einhergehenden Gefühle zu reagieren. Losgelöste Achtsamkeit gibt uns also die Kontrolle über unsere Reaktionen auf innere Ereignisse zurück und eröffnet uns die Möglichkeit, verschiedene Reaktionsmöglichkeiten auf den genannten drei Ebenen zu testen und dann den hoffentlich bestmöglichen Weg für uns auszuwählen. Wenn wir neue und bessere Wege wählen und damit das CAS abstellen, werden negative Gedanken weiterziehen und unangenehm erlebte Gefühle (die zum Leben ja leider dazu gehören) auch wieder abklingen. Das Gefühlsleben normalisiert sich und wir sind wieder viel besser in der Lage, den Herausforderungen des Lebens gerecht zu werden.

Metaphern und Übungen

Zur Veranschaulichung der losgelösten Achtsamkeit möchten wir Ihnen nun einige Metaphern und Übungen präsentieren. Wichtig ist, dass es sich bei den

Übungen nicht um Übungen handelt, die Sie in dieser Form regelmäßig wiederholen oder trainieren müssen; tatsächlich benutzt jeder Mensch jeden Tag ganz automatisch häufiger oder seltener losgelöste Achtsamkeit. Stattdessen sind sie in erster Linie dazu da, Ihnen neue Erfahrungen mit Ihren Gedanken und Vorstellungen zu ermöglichen und Effekte aufzuzeigen, die die Anwendung von losgelöster Achtsamkeit mit sich bringt. Gleichzeitig erleichtern es Ihnen die Übungen, in Zukunft ganz bewusst mit losgelöster Achtsamkeit auf Ihre inneren Ereignisse zu reagieren, wenn Sie dies wünschen. Auf die konkrete Anwendung von losgelöster Achtsamkeit im Alltag werden wir an späterer Stelle noch einmal eingehen. Nun geht es aber erst einmal darum, losgelöste Achtsamkeit zu erleben.

Metaphern. Diese sind eine gute Möglichkeit, Ihr jetziges Verständnis von losgelöster Achtsamkeit weiter zu vertiefen. Es existiert eine Fülle von Metaphern, die in diesem Zusammenhang hilfreich sind. Wir haben hier für Sie eine kleine Auswahl vorgenommen.

»Wohin will ich reisen« – die Zug-Metapher

Stellen Sie sich Ihr Bewusstsein wie einen großen Bahnhof mit zahlreichen Gleisen vor. Wenn Sie diesen Bahnhof überblicken, so können Sie dort eine Menge beobachten. Sie werden Gleise sehen, auf denen Züge stehen, und andere Gleise, die leer sind. Auf manchen Gleisen fahren Züge ein und kurze Zeit später wieder aus. Auf anderen Gleisen bleiben die eingefahrenen Züge einfach stehen und harren dort aus. Manchmal fahren Züge blitzschnell, fast unbemerkt, durch den Bahnhof hindurch und manchmal nähern Sie sich dem Bahnhof mit einem so ohrenbetäubenden Getöse, dass man sich am liebsten die Ohren zuhalten möchte. Manche Züge sind sehr schick und formschön, andere sind schmutzig und hässlich. Und manche Züge bekommen wir nur ein einziges Mal zu Gesicht, während andere wieder und wieder in den Bahnhof ein- und wieder ausfahren. In welchen dieser »Gedanken-Züge« würden Sie nun einsteigen? In tatsächlich jeden, um zu prüfen, welcher davon für Sie der beste sein könnte? Würden Sie den lautesten wählen, weil der so wichtig erscheint? Den hässlichsten, weil man den besser im Auge behalten sollte? Oder den Zug, der immer wieder auftaucht, weil Sie das vielleicht als Zeichen verstehen, dass er es wert ist, dass Sie einsteigen? Oder würden Sie es sich vielleicht ganz einfach machen und den Zug direkt vor Ihrer Nase wählen?

Natürlich sollten Sie es von Ihrem Ziel abhängig machen, welchen dieser Züge Sie wählen! Denn erinnern Sie sich: Wenn Sie schon in einen Gedankenzug einsteigen und sich gedanklich mit ihm beschäftigen, dann sollte sich das

Nachdenken für Sie lohnen und für Ihr Leben von Vorteil sein! Das bedeutet aber auch, dass auf den anderen Gleisen in Ihrem Bahnhof durchaus weiterhin viel los sein kann. Diese Züge lassen Sie dann jedoch einfach kommen, ohne auf sie zu reagieren, und dann fahren sie weiter in Ihrem eigenen Rhythmus.

Tatsächlich wählen viele Menschen unglücklicherweise anhand von anderen Kriterien aus, welche Gedankenzüge es wert sind, dass man sich mit ihnen auseinandersetzt.

- Züge, die mit viel »Getöse« in den Bahnhof einfahren: Das »Getöse« steht im übertragenen Sinne für die mit Gedanken einhergehenden Emotionen. Für viele Menschen bedeutet das Auftreten von Emotionen den Beweis dafür, dass eben diese Gedanken wichtig sein müssen. Dies kann zwar tatsächlich so sein, muss es jedoch auch nicht! Manchmal treten zum Beispiel Emotionen (wie auch die dazugehörigen Gedanken) in einer heutigen Situation einzig und allein aufgrund alter Lebenserfahrungen auf und können aktuell völlig unpassend sein. Und selbst wenn Gedanken und Gefühle für mich ein wichtiges Thema berühren, so darf ich dennoch bestimmen, wann der passende Zeitpunkt ist, um mich damit auseinanderzusetzen. Über private Probleme intensiv während meiner Arbeit nachzudenken, ist vom Zeitpunkt her unglücklich und könnte mir noch zusätzliche Probleme bescheren, falls ich dadurch mein Arbeitspensum nicht schaffe oder Fehler mache. Also: Auch wenn Gedanken oder Vorstellungen mit Emotionen auftreten, sollte ich bewusst prüfen, ob dieser Gedankenzug in diesem Moment derjenige ist, in den ich einsteigen sollte.
- Züge, die besonders häufig in den Bahnhof rein- und wieder rausfahren: Hier verhält es sich ganz ähnlich wie mit dem emotionalen Getöse von Gedankenzügen. Allein die Tatsache, dass bestimmte Gedankenzüge sehr häufig auftreten, bedeutet noch lange nicht, dass es für mich von Vorteil ist, mich mit ihnen auseinanderzusetzen. Auch hier kann zum Beispiel meine Lebensgeschichte Ursache sein, auch hier kann es sich aber auch um ein tatsächlich wichtiges Thema in meinem Leben handeln. Wie auch immer, ich sollte nicht automatisch in diese Züge einsteigen, sondern ganz bewusst entscheiden, ob – und falls ja – wann der richtige Zeitpunkt ist, mit diesem Zug mitzufahren.

Die Fluss-Metapher

Eine sehr ähnliche Metapher ist die Fluss-Metapher. Hierbei wird der Fluss mit unserem Bewusstsein verglichen und in diesem Fluss tummeln sich Fische, die für unsere Gedanken und Vorstellungen – manchmal mit und manchmal ohne Gefühl – stehen. Losgelöste Achtsamkeit praktizieren bedeutet nun, eine Haltung einzunehmen, mit der Sie sich nicht im Fluss befinden oder sich mit einem der Fische verwechseln (z. B. dem »Ich bin ein Versager«-Fisch). Stattdessen nehmen Sie eine Position am Ufer des Flusses ein und beobachten mit Distanz und ohne auf das Treiben im Fluss Einfluss zu nehmen, was sich dort in Ihrem Fluss abspielt und welche Gedanken kommen und im eigenen Rhythmus weiterschwimmen. Dabei werden Sie auch schöne und hässliche Fische entdecken, ganz kleine und riesengroße und vielleicht auch angsteinflößende. Aber auch hier gilt dasselbe wie für die Gedankenzüge: Unabhängig von Form, Größe, der empfundenen Bedrohlichkeit, Häufigkeit des Auftretens oder den mit den Fischen verknüpften Emotionen – welche Fische sind es wert, dass Sie sich mit Ihnen auseinandersetzen? Und wann ist dafür der passende Zeitpunkt?

Die Position am Ufer illustriert in dieser Metapher gut den Aspekt, die eigene Person als getrennt von Gedanken und Vorstellungen zu erleben: Sie stehen als Beobachter am Flussufer und die Objekte, die Sie beobachten, befinden sich getrennt von Ihnen in dem Fluss. Sie behalten trockene Füße.

Der Umgang mit »bockigen« Kindern

In unserer Wahrnehmung verhalten sich unsere Gedanken gelegentlich wie »bockige Kinder«, die zum Beispiel an der Supermarktkasse lange quengeln, weil sie unbedingt die ersehnte Süßigkeit bekommen wollen. Vergleichbar dazu gibt es manchmal Gedanken, die uns regelrecht zu verfolgen scheinen und mit denen wir uns dann scheinbar auseinandersetzen müssen.

Welchen Umgang mit einem »bockigen Kind« würden Sie den Eltern empfehlen? Die häufigste Empfehlung würde wahrscheinlich lauten, dem Kind einmal zu sagen, dass es die Süßigkeit nicht bekommen wird, es dann aber nicht weiter zu beachten, auch wenn es noch so sehr quengelt. Wenn ich nämlich meinem Kind in einer derartigen Situation große Aufmerksamkeit schenke, dann verschlimmert sich die Situation häufig noch. Natürlich würden wohlwollende Eltern das Kind aber weiterhin wahrnehmen und passiv beobachten und im Notfall auch eingreifen, wenn das Kind beginnen sollte, den Supermarkt in ein Schlachtfeld zu verwandeln (glücklicherweise können Gedanken Supermärkte nicht in Schlachtfelder verwandeln, sodass wir beruhigt in einer passiven Beobachterhaltung verbleiben können). Dieses Vorgehen sollte auch für die

Eltern in der Hinsicht von Vorteil sein, dass diese nicht einen für beide Seiten unschönen und wenig hilfreichen Wutanfall bekommen. Kinder quengeln nun mal ab und zu in Supermärkten, genauso wie manchmal eben unangenehme Gedanke und Gefühle entstehen. Einen Fehler sollten jedoch Eltern und Menschen im Umgang mit quengelnden Gedanken nicht machen: Eine gewisse Zeit durchhalten und dann doch noch nachgeben. Damit bekommen die Kinder/Gedanken nur das Signal, dass sie nur lange oder laut genug sein müssen, damit man sich um sie kümmert oder sie das bekommen was sie wollen. Dieses Signal wäre für alle Beteiligten extrem wenig hilfreich. Eltern und Menschen sollten im Umgang mit Kindern bzw. Gedanken konsequent sein, sonst erreichen sie leider nur das Gegenteil, nämlich häufiges lautes und störendes Verhalten/Auftreten.

Der mentale Oberkellner

Sie können sich Ihr automatisches Innenleben auch wie einen mentalen Oberkellner vorstellen, der sie tatkräftig darin unterstützen möchte, in den vielen Situationen Ihres Lebens hilfreiche Gedanken, Vorstellungen und Emotionen zu erleben, damit Sie ein möglichst gesundes, zufriedenes, vielleicht sogar auch glückliches Leben führen können. Zu diesem Zweck kommt dieser Oberkellner viele tausend Mal am Tag mit seinem Silbertablett zu Ihnen und präsentiert Ihnen einen Gedanken, ein Gefühl oder eine Vorstellung. Dabei meint er es immer gut mit Ihnen und möchte Ihnen eine Hilfe im Leben sein selbst dann, wenn er auch einmal unangenehme Dinge dabei hat, wie z. B. eine unangenehme Erinnerung (positive Absicht: Droht uns das erneut?), einen negativen Gedanken (»Das hast Du echt verbockt!« → Wie können wir es beim nächsten Mal besser machen?), einen Sorgengedanken (»Was, wenn etwas mit Deinem Herz nicht stimmt?« → Sollten wir uns darum kümmern, brauchen wir vielleicht einen Termin beim Arzt?), usw. Der mentale Oberkellner prüft jedes Mal genau, ob er einen wichtigen, bedeutsamen Gedanken/Vorstellung/Gefühl dabeihat oder nicht, indem er sehr genau wahrnimmt, ob und wie Sie auf sein Angebot reagieren. Wahrscheinlich wissen Sie es noch: Wenn wir auf sein Angebot auf dem Silbertablett reagieren und darüber nachdenken oder uns auf eine bestimmte Art und Weise verhalten, dann verbucht er diese Reaktion als Beweis für ein passendes Angebot und wird zukünftig in ähnlichen Situationen erneut mit vergleichbaren Angeboten vor Ihnen stehen. Sollten wir versuchen, ihn bestmöglich zu verscheuchen (unsere »blauen Giraffen« auf dem Silbertablett zu unterdrücken), dann passiert leider exakt dasselbe, auch diese Reaktion von Ihnen wird er als Beweis verbuchen, dass er einen Treffer für die jeweilige Situation gelandet hat. Sollte sich Ihr mentaler Oberkellner aber geirrt haben und tatsächlich unpassende und nicht hilfreiche Gedanken und Emotionen auf seinem Silbertablett dabeihaben (was häufig der Fall sein wird), dann können Sie ihm dies beibringen, indem Sie ihn und sein Tablett zwar wahrnehmen, aber gar nicht auf ihn reagieren (losgelöste Achtsamkeit). Das wird ihm komisch vorkommen, er wird wieder von dannen ziehen und Ihnen kurze Zeit später etwas Neues auf seinem Silbertablett mitgebracht haben.

Die Fenster-Metapher

Eine weitere und diesen Teil abschließende Metapher ist die sogenannte Fenster-Metapher. Stellen Sie sich vor eine Fensterscheibe und stellen Sie sich diese Fensterscheibe wie die innere Mattscheibe Ihres Bewusstseins vor, auf der immer wieder Gedanken oder Vorstellungen auftauchen. Wenn Sie einen Window-Marker besitzen, dann machen Sie nun Folgendes: Schreiben Sie einen unliebsamen Gedanken auf die Fensterscheibe, wie zum Beispiel »Bestimmt falle ich durch die Prüfung!«. Stellen Sie sich so vor die Scheibe, dass Sie diesen Gedanken lesen können. Nun konzentrieren Sie sich auf etwas draußen, das einigen Abstand zur Scheibe hat. Was passiert mit der Schrift, wenn Sie quasi durch die Schrift hindurchschauen und etwas draußen fokussieren? Viele Menschen sagen: »Die Schrift verschwindet!« oder: »Es sieht so aus, als wäre dort irgendwie Dreck auf der Scheibe!« Und jetzt konzentrieren Sie sich wieder auf die Schrift. Was passiert nun mit den Dingen, die Sie draußen gerade noch beobachtet haben? Losgelöste Achtsamkeit anwenden bedeutet, Gedanken bewusst auf meiner »inneren Mattscheibe« wahrzunehmen, wie sie auftauchen. Allerdings zeigt die Fenster-Metapher auch schön, was aus Ihren Gedanken wird, wenn Sie die Aufmerksamkeit von ihnen wegnehmen und zurück auf andere Aspekte in Ihrem Leben richten: Die Gedanken treten in den Hintergrund oder verschwinden manchmal sogar von alleine.

Übungen

Übungen lassen losgelöste Achtsamkeit und ihre Effekte tatsächlich erleben. (Schlagen Sie ggf. noch einmal die Hinweise zur Durchführung von Übungen in der Einführung nach.) Die Fenster-Metapher stellte hier bereits einen Übergang dar, denn sie zeigt, was passiert, wenn ich losgelöste Achtsamkeit angewandt habe und mich dann entscheide, meine Aufmerksamkeit weg von meinen Gedanken auf Dinge in meiner Umwelt zu lenken.

ZUM AUSPROBIEREN

Die blaue Giraffe

Wir wollen an dieser Stelle noch einmal das Experiment zur Gedankenunterdrückung wiederholen, zu dem wir Sie in Abschnitt 1.1 eingeladen haben, und dieses Experiment anschließend erweitern. Hier nun zunächst der Ihnen vielleicht noch bekannte Teil:

»Setzen Sie sich entspannt hin, schließen Sie die Augen und versuchen Sie sich eine leuchtend blaue Giraffe vorzustellen. Wenn Ihnen dies gelungen ist und Sie eine blaue Giraffe vor Ihrem inneren Auge sehen können, dann machen Sie bitte Folgendes: Versuchen Sie für einen Zeitraum von zwei Minuten, alles dafür zu tun, dass Gedanken an eine blaue Giraffe und Vorstellungen einer blauen Giraffe aus Ihrem Bewusstsein verschwinden! Strengen Sie sich richtig an und versuchen Sie, Ihr Bewusstsein von blauen Giraffen zu befreien. Los geht's!

Im zweiten Durchlauf wollen wir nun losgelöste Achtsamkeit anwenden und sehen, was dann geschieht. Bitte holen Sie sich erneut Ihre blaue Giraffe vor Ihr inneres Auge. Wenn Ihnen dies gelungen ist, dann lassen Sie nun bitte für die nächsten zwei Minuten Ihren Gedanken einfach freien Lauf. Was immer sich spontan an Gedanken, Vorstellungen und Gefühlen meldet, seien es blaue Giraffen, rosa Nashörner oder was auch immer, erlauben Sie, dass diese Gedanken da sein dürfen, und versuchen Sie, diese als Teil einer Landschaft von Gedanken passiv zu beobachten. Schauen Sie einfach nur zu, was das Gehirn ganz von alleine macht. Los geht's!«

Was ist durch die Anwendung von losgelöster Achtsamkeit nun geschehen?

Wahrscheinlich wird Ihnen folgender Effekt aufgefallen sein: Der zweite Durchgang ist deutlich entspannter für Sie gewesen. Sie brauchten sich ja auch überhaupt nicht geistig anstrengen, sondern nur zuschauen, was sich ganz von alleine in Ihrem Bewusstsein abspielt. Trotzdem sind wahrscheinlich blaue Giraffen seltener, vielleicht sogar überhaupt nicht aufgetreten, ganz ohne Anstrengung, oder?

Was zeigt uns diese Übung? Diese Übung lässt leicht erleben, dass Gedanken und Vorstellungen sich nicht unterdrücken lassen. Der Versuch der Unterdrückung verleiht Gedanken erst recht eine besondere Wichtigkeit und scheinbar wichtige Gedanken treten in der Folge häufiger auf und drängen manchmal regelrecht in das Bewusstsein. Wenn wir jedoch auch den ungeliebten Gedanken und Vorstellungen erlauben aufzutauchen (»Lassen Sie Ihren Gedanken freien Lauf!«) und sie in der Haltung der losgelösten Achtsamkeit erleben, dann müssen wir uns überhaupt nicht anstrengen (»Tu-nichts-Strategie«) und trotzdem ziehen selbst ungeliebte Gedanken ganz von alleine weiter. Und selbst wenn bei Ihnen genauso viele blaue Giraffen aufgetaucht sein sollten, wie im ersten Durchgang (oder vielleicht sogar mehr), dann haben Sie diese wahrscheinlich gar nicht mehr als unangenehm oder störend erlebt (»… erlauben Sie, dass diese Gedanken da sein dürfen, …«) Und das besonders Gute daran: Unser Gehirn kann durch unsere fehlende Reaktion lernen, dass eben diese ungeliebten Gedanken offenbar heute keine Bedeutung mehr haben. Und bedeutungslose Gedanken werden in der Zukunft irgendwann seltener auftreten.

ZUM AUSPROBIEREN

Die freie Assoziation

Für diese Übung benötigen Sie entweder jemanden, der sie mit Ihnen durchführt, oder Sie müssen als Vorbereitung eine Audio-Aufnahme machen, zum Beispiel auf dem Handy. Wenn Sie einen Übungspartner haben, dann tun Sie bitte Folgendes:

Setzen Sie sich entspannt hin und schließen Sie die Augen. Ihr Partner wird nun eine Reihe von Wörtern sagen, das heißt, er sagt einen Begriff, lässt dann eine Pause von vielleicht drei bis vier Sekunden, sagt dann den nächsten Begriff und so weiter.

Ihre Aufgabe ist es, die Haltung der losgelösten Achtsamkeit einzunehmen. Gehen Sie also in die Haltung eines Beobachters, der passiv wahrnimmt, was in seinem Bewusstsein passiert. Kontrollieren und analysieren Sie nicht, was Sie denken, verbieten Sie sich auch keine Gedanken oder Vorstellungen! Beobachten Sie nur, was spontan und ohne Ihr Zutun geschieht. Es kann sein, dass nicht viel geschieht, aber es kann auch sein, dass Gedanken auftauchen oder Ihnen Bilder in den Kopf kommen. Es ist nicht von Bedeutung, was genau passiert, Ihre Aufgabe ist es, einzig und allein zu beobachten, was geschieht, ohne es zu beeinflussen. Ihr Partner wird nun einige Worte sagen, zum Beispiel: Baum – Auto – Lampe – blau – Sommer – Arbeit – Urlaub – Brille – Haus.

Was haben Sie aus Ihrer Beobachterperspektive heraus wahrgenommen?

Bei den meisten Menschen tauchen ganz von alleine Gedanken oder Vorstellungen auf, die auch von einem Gefühl oder einer Körperempfindung begleitet sein können. Wenn es sich um Bilder handelt, dann sind es häufig Erinnerungen, zum Beispiel beim Begriff »Urlaub« eben eine Urlaubserinnerung. Manchmal jedoch sind es auch Vorstellungen ohne Bezug zum eigenen Leben, auch das ist völlig normal. Wenn Gedanken auftreten, dann kann dies in Form von Schlagworten passieren, zum Beispiel beim Begriff »Urlaub« das Wort »schön«, oder es melden sich komplette Sätze, zum Beispiel »Urlaub« – »Den hätte ich jetzt gern!«. Manchmal taucht auch gar nichts auf bei einigen Begriffen, auch das ist nichts Ungewöhnliches. Menschen sind einfach verschieden.

Was zeigt uns diese Übung? Diese Übung lässt sehr schön erleben, dass Gedanken und innere Bilder (sowie begleitende Gefühle) spontan entstehen, aber auch wieder vergehen, wenn wir erlauben, dass sich Gedanken melden, wir sie wahrnehmen und dann einfach nicht auf sie reagieren. Viele Menschen, die diese Übung durchführen, vergleichen diesen Effekt mit einem alten Dia-Projektor, bei dem ein Dia auf das nächste folgt oder auch einfach einmal nur helles Licht erscheint, wenn kein Dia eingelegt ist. Dies ist ein grundlegendes Prinzip, wie unser Gehirn funktioniert, und dieses Prinzip ist völlig unabhängig von den Inhalten unserer Gedanken. Wichtig ist hingegen die Art und Weise, wie wir auf die ständigen automatischen »Angebote« unseres Denkapparats reagieren. Wenn wir losgelöste Achtsamkeit einsetzen, dann können wir nicht verhindern, dass sich vielleicht gedanklich unliebsame Dinge melden. Wir können jedoch durch losgelöste Achtsamkeit sehr viel Einfluss darauf nehmen, dass sie nur so viel Raum bekommen, wie eben aufgrund der Funktionsweise unseres Gehirns nötig ist.

ZUM AUSPROBIEREN

Die Tagtraumtechnik

Diese Übung haben Sie in einer »unangenehmen Variante« bereits im vorderen Teil des Buches kennengelernt. Wir möchten Sie hier noch einmal als »angenehme Variante« beschreiben. Diese Übung besteht im Grunde genommen aus zwei Teilen. In einem ersten Teil werden Sie sich geistig anstrengen und sollen sich möglichst lebendig etwas vorstellen, im zweiten Teil nehmen Sie die Haltung der losgelösten Achtsamkeit ein und schauen, was dann weiter und ganz von alleine passiert.

Also:
Denken Sie bitte kurz nach und überlegen Sie, ob es eine Situation gibt, in der Sie sich rundum wohlfühlen würden. Vielleicht ist es ein Karibikstrand mit einem geliebten Menschen, vielleicht aber auch die Fahrt in einem besonderen Auto, Ihr Lieblingsplatz in Ihrem Garten, vielleicht auch nur eine Situation in Ihrer Phantasie .... Wenn Sie eine solche Situation gefunden haben, dann stellen Sie sich bitte intensiv vor, wie das wäre, in eben dieser Situation zu sein. Und schauen Sie sich genau um: Was gibt es in dieser Situation und an diesem Ort zu sehen? Welche Formen und welche Farben? Welche Gegenstände, Pflanzen, Menschen oder Tiere? [*Pause*]

Und vielleicht können Sie sich auch vorstellen, was Sie in dieser Situation hören könnten. Ein Rauschen des Meeres? Ein Brummen eines kräftigen Motors? [*Pause*]

Und vielleicht können Sie sich auch vorstellen, was Sie in dieser Situation riechen könnten. Vielleicht salzige Meeresluft oder der Duft von tropischen Pflanzen? Die Abgase des tollen Autos vielleicht, mit dem Sie gerade fahren? [Pause]

Vielleicht können Sie sich auch vorstellen, was Sie in dieser Situation schmecken könnten. Vielleicht das Salz des Meeres auf der Zunge? [*Pause*]

Vielleicht können Sie sich auch vorstellen, was Sie in dieser Situation spüren könnten. Vielleicht die Sonne auf der Haut? Oder die Aufregung im Bauch, bevor Sie in den Rennwagen steigen? [*Pause*]

Versuchen Sie diese Szene intensiv zu erleben und zu genießen! [*Pause*]

Und dann möchte ich Sie bitten, etwas zu verändern. Nehmen Sie innerlich ein, zwei Schritte Abstand und werden Sie ein distanzierter, passiver Beobachter Ihres Bewusstseins [*Pause*] und machen Sie sich bewusst, was Sie da eigentlich gerade betrachten: eine Vorstellung vor Ihrem geistigen Auge, die erst einmal etwas ganz anderes ist als Ihre aktuelle Realität! [*Pause*] Und überlassen Sie diese Vorstellung einfach Ihrem Gehirn, der Denkapparat darf damit machen, was immer er will, ohne dass Sie in irgendeiner Form darauf Einfluss nehmen oder etwas dazu beitragen. Beobachten Sie nur, was nun ganz von alleine aus dieser Vorstellung wird. [*Pause*] Geht die Geschichte von alleine weiter und falls ja, wie? Oder wirkt die Szene jetzt wie eingefroren? Verschwindet die Vorstellung möglicherweise ganz und stattdessen entstehen andere Gedanken oder Bilder? Alles ist erlaubt! [*Pause*]

Und wenn Sie wirklich wissen möchten, was die aktuelle Realität ist, dann dürfen Sie die Augen wieder öffnen, denn die Realität erleben Sie am besten über Ihre Sinne und nicht über innere Bilder.

Wie haben Sie die Übung erlebt? Gibt es Unterschiede zwischen dem Erleben bei Teil 1 und Teil 2 der Übung?

Wenn Sie diese Übung richtig durchgeführt haben, dann haben Sie wahrscheinlich den ersten Teil sehr genossen und intensiv erleben können. Manchmal wird berichtet, dass man kraft seiner Vorstellung wirklich sehr nah an reale Wahrnehmungen herankommen kann. Es ist dann tatsächlich so, als könnte man etwas sehen, hören, riechen, schmecken oder fühlen, und bei einer wunderschönen Vorstellung (wie z. B. einer Urlaubserinnerung) ist das auch eine wunderbare Sache. Im zweiten Teil der Übung erleben die meisten Menschen einen Verlust an Intensität. Durch die innere Distanz aus der Beobachterperspektive nehmen sie nun diese Vorstellung als das wahr, was sie tatsächlich ist: nämlich – in diesem Fall leider – nur eine Vorstellung und nicht die Realität. Darüber hinaus ist es möglich, dass sich die Vorstellung von alleine verändert; vielleicht spinnt das Gehirn die Geschichte einfach weiter, vielleicht verblasst die Vorstellung auch und stattdessen melden sich wieder Gedanken aus dem Alltag. Vieles ist möglich und von Mensch zu Mensch verschieden. Wichtig ist nur: Losgelöste Achtsamkeit bedeutet, neugierig zu beobachten, was denn nun mit der Vorstellung passiert, und nicht darauf Einfluss zu nehmen!

Was zeigt uns diese Übung? Diese Übung ist sehr gut geeignet, um zu erfahren, dass wir Einfluss darauf haben, wie intensiv wir Gedanken und innere Bilder erleben. Im ersten Teil der Übung erleben wir unseren Tagtraum im Objektmodus, im zweiten Teil im metakognitiven Modus. Beide Modi haben in unserem Leben ihre Berechtigung. Wir sollten nur möglichst flexibel Einfluss darauf nehmen können, in welchem Modus wir uns befinden. Wenn wir also auf dem Sofa liegen und nach Feierabend vom letzten Urlaub träumen, dann können wir die Erinnerungen umso intensiver genießen, je besser wir in den Objektmodus gelangen. Wenn sich in unserem Alltag jedoch eine sehr unangenehme Erinnerung oder Gedanken melden wie »Was, wenn das morgen ein schreckliches Gespräch mit meinem Chef wird?« oder »Irgendwie geht auch alles schief in meinem Leben!«, dann ist der Wechsel in den metakognitiven Modus durch die Anwendung von losgelöster Achtsamkeit eine große Hilfe. Als unangenehm erlebte Gedanken und Gefühle werden dadurch nicht intensiver als nötig und wir beschäftigen uns auch nicht länger mit ihnen, als wir es persönlich für lohnenswert halten (im Extremfall eben gar nicht!).

ZUM AUSPROBIEREN

Die Tiger-Übung

Nehmen Sie sich für diese Übung einige Minuten Zeit.

Setzen Sie sich bequem hin, schließen Sie die Augen und stellen Sie sich einen Tiger vor. Sie dürfen selbst festlegen, was für einen Tiger (jung, alt, dick, dünn ...), in welcher Landschaft (in der Natur, im Zoo ...) oder bei welcher Tätigkeit (schlafend, fressend, laufend ...) Sie ihn sich vorstellen möchten.

Wenn Sie so ein inneres Bild gefunden haben, dann wenden Sie losgelöste Achtsamkeit an und beobachten lediglich diese Vorstellung, ohne weiter auf sie Einfluss zu nehmen.

Sie sollten also darauf achten, dass Sie sich keine Geschichte für den Tiger ausdenken oder ihm Aufgaben stellen, die der Tiger zu erledigen hat. Beobachten Sie den Tiger einfach eine Weile. Vielleicht bewegt er sich, aber tun Sie nichts, damit er sich bewegt. Vielleicht wedelt er mit dem Schwanz, aber veranlassen Sie auch dies nicht. Beobachten Sie nur, wie der Tiger sein eigenes Verhalten hat, und nehmen Sie wahr, dass es sich lediglich um eine Vorstellung in Ihrem Kopf handelt. Und diese Vorstellung ist unabhängig von Ihnen und hat ein Eigenleben, je nachdem, was Ihr Gehirn mit dieser Vorstellung so macht.

Wahrscheinlich werden Sie erlebt haben, dass der Tiger ein Eigenleben entwickelt hat. Wichtig ist, dass es sich bei den wahrgenommenen Veränderungen um spontane Phänomene gehandelt hat, Sie diese also nicht veranlasst haben! Manchmal geschieht auch nichts mit dem Tiger, stattdessen verblasst diese Vorstellung wieder und es entstehen andere Gedanken oder innere Bilder. Auch dies ist normal, vorausgesetzt, dass dies von alleine, also ohne Ihr Zutun, geschieht.

Was zeigt uns diese Übung? Auch diese Übung ist gut geeignet, um zu erleben, dass Gedanken oder Vorstellungen, die in unser Bewusstsein treten, nicht »in Stein gemeißelt« sind. Stattdessen arbeitet unser Gehirn auf der automatischen Verarbeitungsebene permanent und unsere inneren Ereignisse verändern sich immer wieder ganz von alleine. Die Voraussetzung hierfür ist natürlich, dass wir dies zulassen. Und dieses Zulassen bedeutet, eben losgelöste Achtsamkeit anzuwenden, also Beobachter der eigenen Gedanken und inneren Bilder zu werden und eben nicht zu versuchen, bestimmte Gedanken zu unterdrücken, über sie nachzugrübeln oder etwas zu analysieren.

Einen weiteren Aspekt kann man an dieser Übung schön erkennen: Tiger sind ja sehr gefährliche Tiere – haben Sie sich eigentlich bedroht gefühlt? Komische Frage, wahrscheinlich nicht. Der Tiger hat ja auch nur in Ihrer Gedankenwelt existiert. Aber wie schaffen es dann andere Gedanken, Sie zu »bedrohen« oder zu erschrecken (z. B. der Gedanke »Hab‹ ich zuhause das Bügeleisen angelassen?« oder »Ich werde bestimmt durch die Prüfung fallen!«)? Die Antwort ist, dass Sie die Gedanken und Vorstellungen unterschiedlich erleben. Im Fall dieser Übung ist es sonnenklar: Wir stellen uns einen Tiger vor und natürlich haben wir vor einem Tiger – in unserem Kopf – keine Angst. In unserem Alltag hingegen behandeln wir plötzlich auftretende Gedanken (die dann ja auch oft noch mit den entsprechenden Gefühlen einhergehen) anders. Häufig ist es hier im ersten Moment eben nicht sonnenklar, dass es sich ja zum Glück nur um automatische Gedanken handelt.

GUT ZU WISSEN

Gedanken sind grundsätzlich etwas anderes als die Realität und die Anwendung von losgelöster Achtsamkeit ermöglicht es uns, dies bewusst zu erleben, um dann entscheiden zu können, *ob*, und wenn ja, *wie* wir uns mit den entsprechenden Gedanken auseinandersetzen möchten.

Woran kann ich erkennen, dass ich die Übungen richtig durchgeführt habe?

Selbst wenn man diese Übungen in einem persönlichen Kontakt anleitet, ist es manchmal gar nicht so einfach einzuschätzen, ob denn nun eine Übung richtig durchgeführt worden ist oder ob die Durchführung noch verändert werden muss. Dies liegt ganz einfach daran, dass niemand in eine andere Person hineinschauen und beobachten kann, wie die Person mit ihren Gedanken und Vorstellungen umgeht. Trotz dieser Schwierigkeit existieren aber Hinweise darauf, dass die Übungen richtig durchgeführt worden sind, und zudem »typische Fehler«, die man immer wieder beobachten kann. Beide sollen hier aufgeführt werden, damit Sie selbst einschätzen können, ob die Übungen bei Ihnen richtig funktioniert haben.

Hinweise auf die richtige Durchführung. Hier existieren vor allen Dingen zwei wesentliche Kriterien, die für die richtige Umsetzung von losgelöster Achtsamkeit sprechen. Das erste Kriterium bezieht sich auf die von Ihnen erlebte Anstrengung während der Übungen. Losgelöste Achtsamkeit bedeutet ja, etwas wahrzunehmen, ohne darauf zu reagieren, sie ist eine »Tu-nichts-Strategie«! Und Nichtstun ist bekanntlich nicht anstrengend. Sollten Sie sich also bei der Umsetzung von losgelöster Achtsamkeit angestrengt haben, dann ist Ihnen dieses Nichtstun (und damit die Umsetzung von losgelöster Achtsamkeit) noch nicht ganz gelungen und sollte weiter geübt werden. Das zweite Kriterium bezieht sich auf das Auftreten von Gedanken oder inneren Bildern, während Sie losgelöste Achtsamkeit praktizieren. Wir haben zu Beginn dieses Buches ja bereits darauf hingewiesen, dass jedes Gehirn der Welt ein Eigenleben hat und uns permanent Gedanken und Vorstellungen anbietet, die (hoffentlich) für die Bewältigung unseres Lebensalltags von Nutzen sind. Diese Gedanken und Vorstellungen entstehen spontan (und vergehen auch wieder) ganz ohne unser Zutun. Wenn Sie also den Eindruck hatten, dass all das, was Sie in Ihrem Bewusstsein beim Üben von losgelöster Achtsamkeit beobachten konnten, ganz von alleine entstanden ist, dann erfüllen Sie das zweite Kriterium für die richtige Anwendung von losgelöster Achtsamkeit.

Typische Fehler. Neben den zwei zentralen Hinweisen auf die richtige Anwendung von losgelöster Achtsamkeit gibt es auch eine größere Anzahl an Fehlern. Sie finden in der Folge eine Auswahl häufiger und typischer Fehler. Sollten Sie sich bei einem oder mehreren dieser Fehler wiederfinden, dann ergibt sich damit automatisch als Ziel für das weitere Üben von losgelöster Achtsamkeit, diese Fehler zu vermeiden.

- Während der ersten Übungsdurchgänge kommt es vor, dass man beginnt darüber nachzudenken, was jetzt eigentlich passieren müsste und was von dem Autor der Übung eigentlich erwartet wird. Wenn Sie sich also dabei ertappt haben sollten, dass Sie während der Übung über derartige Dinge nachgedacht haben (z. B. darüber, warum in der freien Assoziationsübung nicht bei jedem Begriff etwas entsteht, oder ob nicht immer Vorstellungen mit Bezug zum eigenen Leben entstehen müssten), dann würde das zukünftige Üben bedeuten, spontane Gedanken, wie z. B. »Was müsste denn jetzt wohl eigentlich passieren?«, wahrzunehmen, aber sie nicht weiterzudenken oder zu analysieren.
- Losgelöste Achtsamkeit bedeutet, die automatische »Produktion« von Gedanken und Vorstellungen zu beobachten. Dabei lässt es sich nicht vorhersagen, ob, und wenn ja, welche Gedanken auftreten werden. Es kann also gut sein, dass in den Übungen (z. B. bei der freien Assoziation oder dem Freien-Lauf-Lassen der Gedanken bei der blauen Giraffe) plötzlich Gedanken auftauchen, die wir für wichtig halten. Vielleicht fällt uns z. B. ein, dass wir fast vergessen hätten, dieses oder jenes zu tun, oder wir haben eine gute Idee oder es treten gut bekannte ängstliche oder traurige Gedanken auf. Ein typischer Fehler ist es in diesem Zusammenhang, dann eben nicht nur die Gedanken wahrzunehmen, die spontan aufgetreten sind, sondern sich mit ihnen aktiv auseinanderzusetzen und über sie nachzudenken. Denn genau das ist es ja, was auch im Alltag passiert und zur Folge hat, dass manchmal bei Menschen ganz automatisch Denkprozesse beginnen, die eigentlich weder hilfreich sind noch zum passenden Zeitpunkt entstehen. Sind Sie also bei irgendwelchen Gedanken oder Vorstellungen in den Übungen hängengeblieben und haben über sie auf irgendeine Weise nachgedacht? Dann gilt es zu üben, dies abzustellen. Und wenn Ihnen tatsächlich etwas Wichtiges zum Nachdenken eingefallen ist, dann können Sie das ja nach der Übung oder dann, wenn der richtige Zeitpunkt dafür da ist, ohne Weiteres nachholen.
- Ein weiterer Fehler ist der Versuch, die Übungen zwar weitestgehend so durchzuführen, wie es die Anleitung vorsieht, aber doch mit einer kleinen, aber wesentlichen Änderung. Denn manche Menschen versuchen bereits bei Übungsbeginn dafür zu sorgen, dass eben bestimmte, für sie unangenehme Gedanken oder Erinnerungen nicht auftreten. Sie versuchen also, diese vorab aus ihrem Bewusstsein fernzuhalten und doch irgendwie losgelöste Achtsamkeit zu üben. Dieser Versuch stellt einen Widerspruch in sich dar und ist damit zum Scheitern verurteilt! Losgelöste Achtsamkeit bedeutet grundsätzlich, Gedanken und Vorstellungen nicht zu unterdrücken. Es ist alles erlaubt!

- Ein Extrem des vorangegangenen Fehlers ist der Versuch, überhaupt keine Gedanken aufkommen zu lassen. Manchmal lassen sich im Zusammenhang mit Meditation Beschreibungen lesen, die davon sprechen, dass dann »der Kopf völlig leer« wird. Das Übertragen dieser Idee auf losgelöste Achtsamkeit ist wie auch schon beim vorangegangenen Punkt ein Widerspruch in sich. Versuchen Sie also nicht, »den Kopf frei zu bekommen«, sondern schauen Sie einfach, ob es nicht manchmal beim Üben von losgelöster Achtsamkeit ganz von alleine Momente gibt, in denen auch einmal keine inneren Ereignisse entstehen. Denn manchmal produziert unser Gehirn auch einfach keine Gedanken. Wenn dies von alleine geschieht, ist auch das normal und darf dann natürlich auch »genossen« werden.
- Eine ähnliche Variante zu den beiden vorangegangenen Fehlern ist der Versuch, losgelöste Achtsamkeit als Technik einzusetzen, um unliebsame Gedanken verschwinden zu lassen. Es wird also zunächst »erlaubt«, dass Gedanken und Vorstellungen entstehen dürfen, aber wenn etwas Unangenehmes dabei ist, dann sollen diese inneren Ereignisse bitte schnell wieder verschwinden … Auch hier zeigt sich der Wunsch, Gedanken zu unterdrücken. Zwar ist es richtig: Die Anwendung von losgelöster Achtsamkeit führt dazu, dass Gedanken kommen und auch von alleine wieder gehen. Wenn ich aber dann doch versuche nachzuhelfen, oder ungeduldig darauf warte, dass nun bestimmte Inhalte wieder vorbeiziehen, dann entsteht derselbe Effekt, wie ich ihn in der Übung mit der blauen Giraffe erlebt habe: Die verflixten Gedanken werden eher bestehen bleiben und in Zukunft sogar noch häufiger auftreten!
- Und abschließend sei darauf hingewiesen, dass es sich nicht um ein Entspannungstraining handelt. Ziel aller metakognitiven Strategien ist ein bewusster zielorientierter Umgang mit unserem automatischen Innenleben, nicht das Entspannen, wenn es zu negativem Erleben kommt (dadurch ist kurzfristig zwar eine subjektive Erleichterung erreichbar, grundsätzlich ändert sich jedoch nichts …).

Was losgelöste Achtsamkeit nicht ist

Gerade die zuletzt beschriebenen Fehler in der Anwendung von losgelöster Achtsamkeit bringen noch einmal auf den Punkt, was losgelöste Achtsamkeit nicht ist: *Sie ist keine Strategie, um unliebsame Gedanken, Vorstellungen und die damit einhergehenden Gefühle zu vermeiden!* Derartige Strategien, die manchmal ähnlich wie Übungen zur losgelösten Achtsamkeit klingen, findet man allerdings immer wieder in Ratgebern oder auch in anderen psychotherapeutischen Methoden. Ein Beispiel hierfür ist ein Vorgehen, bei dem man sich

Wolken am Himmel vorstellen soll. Dann setzt man in der Vorstellung die unangenehmen Gedanken auf Wolken und stellt sich einen Sturm vor, der die Gedanken dann aus dem Kopf blasen soll.

Beim Lesen der vorangegangenen Seiten werden Sie schnell gemerkt haben, dass ein derartiges Vorgehen nichts mit losgelöster Achtsamkeit zu tun hat, sondern den Versuch darstellt, eine weitere Technik zum bestmöglichen Unterdrücken von blauen Giraffen bereitzustellen. Und für diesen Versuch benötigen Sie viel geistige (Vorstellungs-)Arbeit.

Losgelöste Achtsamkeit hingegen basiert auf der Sicht, dass Gedanken, Vorstellungen und die damit einhergehenden Gefühle erst einmal normale und zum Menschsein zugehörige Phänomene sind, die alle Menschen teilen! Es ist kontraproduktiv, sie zu bekämpfen. Stattdessen bietet losgelöste Achtsamkeit eine bestimmte Art und Weise an, sich auf diese Phänomene zu beziehen. Dies ermöglicht ein verändertes Erleben: den Wechsel vom Objektmodus in den metakognitiven Modus. Zudem unterbricht losgelöste Achtsamkeit automatisierte Denk- und Aufmerksamkeitsprozesse, die als unangenehm erlebte Gefühle intensivieren und aufrechterhalten können. Damit gibt sie Ihnen die Kontrolle über den bewussten Einsatz von Denken und Aufmerksamkeitslenkung zurück. Denn wenn Sie schon nachdenken und mit Ihrer Aufmerksamkeit etwas fokussieren, dann sollte es sich für Sie lohnen! Das soll an dieser Stelle nochmals betont werden.

Die Anwendung von losgelöster Achtsamkeit im Alltag

Zurück zum Gedankenaufschub …

Falls Sie mit dem Gedankenaufschub experimentiert haben sollten, so sind Sie nun in der Lage, Ihr Vorgehen noch zu optimieren. Überlegen Sie kurz, wie Sie den Gedankenaufschub durchgeführt haben, und vergleichen Sie dieses Vorgehen mit den am Beginn des Abschnitts 2.3 beschriebenen sechs Elementen von losgelöster Achtsamkeit.

Wenn Sie das Beschäftigen mit Gedanken erfolgreich aufschieben konnten, dann haben Sie höchstwahrscheinlich einige dieser Elemente bereits umgesetzt. Welche sind das gewesen? Und welche fehlen Ihnen noch?

TIPP

Ab sofort lautet die Anleitung für *Gedankenaufschub* folgendermaßen: »Wenn sich ein typischer Auslöser (z. B. ein Gedanke oder eine Vorstellung) für Grübeln, Hadern oder Sich-Sorgen-Machen meldet, dann gehen Sie in die Haltung der losgelösten Achtsamkeit und entscheiden Sie, sich erst später – oder möglicherweise auch gar nicht – mit dem Gedanken auseinanderzusetzen. Hier kann und darf Ihnen eine kurze und knackige Selbstinstruktion eine Hilfe sein, z. B. »Vielen Dank liebes Gehirn, um den Gedanken kümmere ich mich später!«, o. Ä. Und dann machen Sie das weiter, was Sie sowieso gerade getan haben oder machen wollten! Sollten Sie von dieser Tätigkeit erneut von einem typischen Auslöser Ihres automatischen Innenlebens abgelenkt werden, dann wiederholen Sie diese Anwendung!«

In der praktischen Anwendung kann es passieren, dass sie typische »Trigger« (und das sind im metakognitiven Modell ja immer Gedanken) in der aktuellen Situation nicht erkennen, sondern erst später, wenn sie sich die Situation nochmals genau anschauen. Daher kann es sinnvoll sein, auch indirekte Hinweise als »Auslöser« für das Gedanken-Aufschub-Experiment zu nehmen. Trigger können dabei neben Gedanken auch belastende Emotionen (z. B. Angst, Trauer) wie aber auch körperliche Symptome (z. B. Herzrasen, Müdigkeit, Anspannung) sein.

Auch kann es passieren, dass für Sie der Vorschlag, die Beschäftigung mit Triggergedanken auf eine 15-minütige Zeitspanne am frühen Abend zu verschieben, (noch) nicht passt. Sollten Ihnen dieses Zeitfenster viel zu kurz erscheinen, so können Sie sich zu Beginn auch mehrere kleine Zeitfenster am Tag erlauben. Und sollten Sie zu den Menschen gehören, die ganz extrem viel grübeln oder sich Sorgen machen, dann kann in so einem Extremfall auch umgekehrt begonnen werden: Erlauben Sie sich eine oder zwei Stunden, in denen sie die Anwendung von losgelöster Achtsamkeit auf Ihre Trigger üben und sich statt mit Ihren Triggergedanken mit Aktivitäten beschäftigen. Und dann bauen Sie dieses Zeitfenster nach und nach immer weiter aus.

Eine Eselsbrücke für die praktische Anwendung im Alltag: »DNA«

Die Anwendung von losgelöster Achtsamkeit bedeutet im Alltag nicht, dass Sie sich hinsetzen sollen, die Augen schließen und eine der obigen Übungen durchführen. Die Übungen sind bewusst sehr einfach gehalten und sollen nur solange geübt werden, bis sie funktioniert haben, bis Sie also losgelöste Achtsamkeit erlebt haben. Dies klappt meistens relativ schnell, das heißt entweder schon beim ersten Mal oder aber beim zweiten, dritten oder vierten Übungsdurchgang. Von da an brauchen Sie in der Regel die Übungen nicht mehr. Stattdessen geht es darum, das erlebte Prinzip anzuwenden: innerlich in die Beobachterperspektive zu wechseln, Gedanken bewusst als Gedanken und getrennt von der eigenen Person und der Welt wahrzunehmen und jegliche Reaktion auf sie zu stoppen (»Tu-nichts-Strategie«). Sie werden merken, dass diese Anwendung von losgelöster Achtsamkeit im Alltag dann tatsächlich regelmäßig geübt werden muss. Denn der Schwierigkeitsgrad der Anwendung steigt, je persönlicher und intensiver Ihre jeweiligen Themen sind, auf die Sie losgelöste Achtsamkeit anwenden möchten. Es ist einfach viel leichter, eine blaue Giraffe nicht zu unterdrücken als eine schreckliche Erinnerung oder Gedanken wie z. B.: »Vielleicht wird das Blutergebnis zeigen, dass ich Krebs habe!« Die Anwendung von losgelöster Achtsamkeit will und muss trainiert werden. Verzagen Sie sich nicht, wenn es am Anfang Schwierigkeiten gibt, sondern denken Sie daran, dass auch hier Übung den Meister macht!

Auf die Anwendung von losgelöster Achtsamkeit folgt eine Entscheidung, worauf Sie nun Ihre Aufmerksamkeit richten und womit Sie sich gedanklich beschäftigen wollen. Die Eselsbrücke »DNA« kann Ihnen diesbezüglich eine Hilfe sein, weil man sich mit diesen drei Buchstaben die nötigen Schritte leicht merken kann.

- **Distanzierung.** »D« steht für Distanzierung und meint in diesem Zusammenhang nichts anderes, als losgelöste Achtsamkeit auf Gedanken und innere Bilder anzuwenden. Lösen Sie sich also von Ihren Gedanken, treten Sie innerlich einen Schritt zurück und gehen Sie in die Haltung eines Beobachters. Und dann tun Sie erst einmal nichts.
- **Neuausrichtung der Aufmerksamkeit** … »N« steht für das Neuausrichten der Aufmerksamkeit. Diese ist nicht an Ihre Gedanken oder Vorstellungen gebunden, sondern steht Ihnen durch die Anwendung von losgelöster Achtsamkeit zur Verfügung.
- **… auf etwas Attraktiveres.** Welchen Dingen möchten Sie sich zuwenden? Sind die Gedanken oder Vorstellungen, die aufgetreten sind, tatsächlich wichtig und hilfreich? Müssen Sie sich mit ihnen auseinandersetzen, das heißt, müssen Sie über sie nachdenken oder in der realen Welt irgendetwas tun? Wenn ja: Wann wäre denn der passende Zeitpunkt dafür? Wenn nein: Fahren Sie mit dem fort, was Sie vor dem Auftreten des Gedankens oder der Erinnerung gemacht haben.

Ein Beispiel soll dieses Vorgehen noch einmal illustrieren. Stellen Sie sich vor, Sie sitzen am PC und schreiben eine E-Mail. Als sie zur Hälfte fertig ist, fällt Ihnen plötzlich ein, dass Sie doch noch einen wichtigen Anruf machen wollten. Sie können mit diesem »Einfall« nun unterschiedlich umgehen. Die Anwendung von »DNA würde bedeuten, zunächst einmal losgelöste Achtsamkeit anzuwenden und den Gedanken als Gedanken zu registrieren. Und dann müssen Sie das für Sie weitere Vorgehen entscheiden: Wollen Sie den Anruf sofort erledigen und die E-Mail später weiterschreiben oder wollen Sie lieber erst die E-Mail beenden? Oder den Anruf auf morgen verschieben? Wollen Sie vielleicht erst einmal damit hadern, dass Sie den Anruf fast vergessen haben, oder grübeln, ob mit Ihnen etwas nicht stimmt? Vielleicht wollen Sie sich auch Sorgen machen, ob Sie bereits eine Demenz bekommen? Die Möglichkeiten sind unbegrenzt! In unserem Alltag ist unsere Reaktion häufig das Ergebnis eines Automatismus. Und dann machen wir es so, wie wir es immer schon gemacht haben, was manchmal aber leider von Nachteil ist …

Die Anwendungen von losgelöster Achtsamkeit im Alltag sind also nur sehr kurze Momente, die häufig damit enden, dass man gedanklich wieder einen »alten Bekannten« (Trigger) wahrnimmt (vielleicht begleitet von einer Selbstinstruktion wie zum Beispiel »Ah, schon wieder so ein Gedanke. Den lasse ich links liegen!«), nicht auf ihn reagiert und sich stattdessen dann mit der Aufmerksamkeit wieder anderen und wichtigeren Dingen im Leben zuwendet. Die Anwendung bedeutet aber auch, dass man je nach Lebenssituation oder -phase losgelöste Achtsamkeit manchmal unzählige Male am Tag einsetzen muss. Wenn ich zum Beispiel vor einer Prüfung aufgeregt bin und lernen möchte, dann werden sich möglicherweise sehr oft Sorgengedanken melden (z. B. »Hoffentlich geht das nicht schief!«). Dann heißt es, geduldig und ausdauernd immer wieder »DNA« anzuwenden: losgelöste Achtsamkeit nutzen und dann mit der Aufmerksamkeit zurück zum Lernen. Und auch wenn es irgendwie nervig ist, dass man immer wieder durch störende Gedanken abgelenkt wird, so ist die Anwendung von losgelöster Achtsamkeit zum Glück nur eine Sache von Sekunden.

Losgelöste Achtsamkeit und Verhaltensgewohnheiten

Losgelöste Achtsamkeit lässt sich auch anwenden, wenn wir uns nicht in ungünstigen Denkmustern verzetteln, sondern uns immer wieder dabei ertappen, dass wir Dinge tun (oder nicht tun), die wir so eigentlich nicht mehr tun wollten. Vielleicht neigen wir dazu, vor einer Prüfung oder einem wichtigen Termin die Vorbereitung immer wieder aufzuschieben, bis wir richtig in Zeitdruck kommen, oder wir essen immer wieder Süßigkeiten, obwohl wir das eigentlich abstellen wollten. Vielleicht gehen wir nicht zum Sport, obwohl wir uns das so fest vorgenommen hatten und regelmäßig Beiträge im Fitnessstudio bezahlen, … Auch hier sind natürlich unzählige Möglichkeiten denkbar. Auch diese Verhaltensgewohnheiten beginnen mit einem Trigger: einem automatischen Gedanken, einer Vorstellung oder Empfindung. Wenn Sie auf diesen Trigger losgelöste Achtsamkeit anwenden, dann haben Sie auch hier die Kontrolle über Ihre Reaktion und können entscheiden, ob Sie Ihren Triggern (die sich z. B. so anhören könnten: »Heute kann ich eh nicht gut lernen, ich fange morgen an!«, »So ein blöder Tag, jetzt was Süßes!« oder »Ich bin so schlapp, so kann kein Mensch trainieren!«) folgen möchten oder eben auch nicht. Auch hier benötigt es dann allerdings auch eine regelmäßige und konsequente Anwendung – manchmal mit langem Atem – von losgelöster Achtsamkeit, um die eigene unliebsamen Gewohnheiten zu stoppen und durch neue zu ersetzen.

Losgelöste Achtsamkeit und andere Formen von Achtsamkeit

In den vergangenen Jahren haben Achtsamkeitskonzepte verstärkt in die Psychotherapie Einzug gehalten. Dabei gibt es viele verschiedene Achtsamkeitskonzepte mit mehr oder weniger ähnlichen Definitionen und Ideen. Eine gängige Achtsamkeitspraxis hat ihre Wurzeln in der buddhistischen Meditation. Ihr entlehnt sind Achtsamkeitsübungen, die ähnlich der Meditation regelmäßig geübt werden müssen, wenn sie »Früchte tragen« sollen. Tägliche Übungen mit bis zu 45 Minuten Übungsdauer sind als Empfehlung keine Seltenheit. Zudem finden sich in den Übungen häufig körperbezogene Anker, wie zum Beispiel der eigene Atem, auf den die Aufmerksamkeit während der Übung gerichtet bleiben soll. Auch wenn die Ziele dieser Achtsamkeitspraxis mit der losgelösten Achtsamkeit Überschneidungen aufweisen, so ist doch das praktische Vorgehen äußerst unterschiedlich. In der losgelösten Achtsamkeit ist das regelmäßige Durchführen derartiger Übungen nicht notwendig. Stattdessen wird die sehr wenig Zeit benötigende Anwendung von losgelöster Achtsamkeit in den entsprechenden Alltagssituationen geübt, um ganz gezielt ein Metabewusstsein für Gedanken zu entwickeln und die Kontrolle über Prozesse des Denkens und der Aufmerksamkeitslenkung zurückzugewinnen bzw. zu stärken.

2.4 Die Aufmerksamkeit auf das richten, was wirklich wichtig ist

Der Anwendung von losgelöster Achtsamkeit im Alltag folgt eine Entscheidung, welchen Dingen ich mich in der Folge zuwenden möchte: meinen gerade aufgetretenen Gedanken und Gefühlen, anderen Themen, über die ich nachdenken möchte, oder vielleicht doch lieber irgendwelchen Tätigkeiten? Hier benötigt jeder Mensch die Fähigkeit, Aufmerksamkeit auf eben die gewählte Sache zu lenken. Ein wesentlicher Ansatzpunkt in der Metakognitiven Therapie ist die Annahme, dass es Menschen grundsätzlich möglich ist, ihre Aufmerksamkeit gezielt zu steuern. Allerdings kann diese Fähigkeit bei verschiedenen Menschen unterschiedlich ausgeprägt sein und sich selbst bei ein- und derselben Person verändern. Es ist zum Beispiel bei Menschen, die an einer Depression erkrankt sind, ein häufig zu beobachtendes Phänomen, dass diese ihre Aufmerksamkeit eben nicht mehr so gut flexibel steuern können. Dies äußert sich dann in Problemen, sich auf ein Buch zu konzentrieren oder einem Film oder Gespräch zu folgen. Eine denkbare Erklärung für dieses Problem stellt die Art und Weise dar, wie depressive Menschen ihre Aufmerksamkeit fokussieren: Aufgrund von häufigem und ausgiebigem Grübeln ist ihre Aufmerksamkeit stark nach innen auf ihre Gedanken und Gefühle gerichtet und wird nur noch selten auf äußere Ereignisse gelenkt. Dadurch scheint die Fähigkeit zur Aufmerksamkeitslenkung nach und nach zu verkümmern, so wie ein Muskel erschlafft, wenn man ihn eine Zeit lang kaum noch benutzt, z. B. weil man mit einem gebrochenen Bein im Krankenhaus liegt. Durch das Verkümmern des »Aufmerksamkeitsmuskels« entstehen aber wieder neue Probleme: Die Betroffenen können nicht mehr selbst steuern, worauf sie ihre Aufmerksamkeit richten, und sind dadurch immer mehr gefangen in ihrer Gedanken- und Gefühlswelt. Gleichzeitig können sie sich immer schlechter um die Angelegenheiten ihres Lebensalltags kümmern. Beide Aspekte verstärken unglücklicherweise die ablaufenden und nicht-hilfreichen Denkprozesse (bei der Depression wäre das das Grübeln) – ein Teufelskreis, der zu immer mehr Hilflosigkeit und Leiden führt!

Um diesen Teufelskreis zu durchbrechen und den Betroffenen die Fähigkeit zurückzugeben, sich nach der Anwendung von losgelöster Achtsamkeit auch tatsächlich anderen Dingen als ihren Gedanken und Gefühlen zuwenden zu können – vor allem Dingen in der äußeren Welt! –, muss die Fähigkeit zur Aufmerksamkeitslenkung, also der »Aufmerksamkeitsmuskel«, wieder gestärkt werden.

Zu diesem Zweck entwickelte Wells (2011) eine spezielle Form des Aufmerksamkeitstrainings, das Training ATT (»Attention Training Technique«).

Das Aufmerksamkeitstraining ATT

Menschen nutzen in ihrem Alltag unterschiedliche Aspekte von Aufmerksamkeit, die in verschiedenen Situationen notwendig sind. Das Aufmerksamkeitstraining trainiert drei von diesen Aspekten:

- **Die selektive Aufmerksamkeit:** Hierunter ist die Fähigkeit zu verstehen, sich für eine längere Zeit auf bestimmte einzelne Bereiche zu fokussieren, sich also auf etwas zu konzentrieren. Beispiele: etwas lesen, eine E-Mail schreiben, ein Gespräch führen.
- **Das schnelle Verlagern von Aufmerksamkeit:** Dies ist die Fähigkeit, den Fokus der eigenen Aufmerksamkeit schnell von einem Bereich auf einen anderen Bereich zu richten. Beispiel: Bei einem Spaziergang mit einer Freundin überqueren wir eine Straße. Wir wollen deshalb die Aufmerksamkeit weg vom Gespräch auf die Straße lenken, um nach der Prüfung, ob die Straße frei ist, die Aufmerksamkeit wieder schnellstmöglich zum Gespräch zurückzubringen.
- **Geteilte Aufmerksamkeit:** Menschen können ihre Aufmerksamkeit gleichzeitig auf mehrere Bereiche ausrichten und diese dabei dennoch ausreichend wahrnehmen. Beispiel: Wir können uns beim Autofahren unterhalten, ohne dass wir ständig den Gesprächsfaden verlieren oder gar einen Unfall verursachen.

Für das Aufmerksamkeitstraining werden sechs bis neun »neutrale« Geräusche in unterschiedlichen räumlichen Lokalisationen verwendet. Neutrale Geräusche sind etwa das Ticken einer Uhr oder Vogelgezwitscher, nicht aber Ihre Lieblingsmusik. Die Geräusche dürfen sich hinsichtlich ihrer Lautstärke unterscheiden und müssen auch nicht kontinuierlich vorhanden sein. Ebenso ist es möglich, ein oder zwei »potenzielle Geräusche« in Form einer Lokalisation im Raum zu wählen, z. B. »Fokussieren Sie Geräusche, die vielleicht hinter Ihnen außerhalb dieses Zimmers auf dem Flur des Hauses zu hören sind«. Mindestens drei bis vier Geräusche sollten in dem Zimmer zu hören sein, in dem das Aufmerksamkeitstraining durchgeführt wird, ein bis zwei weitere Geräusche innerhalb des jeweiligen Gebäudes, z. B. auf dem Flur oder in einem Nebenraum, und ein bis zwei Geräusche außerhalb des Gebäudes. Die Wahl von akustischen Reizen ist nicht beliebig, sondern liegt darin begründet, dass sich in der Entwicklung des Aufmerksamkeitstrainings gezeigt hat, dass diese die wirksamsten Stimuli darstellen und zum Beispiel visuelle Reize nicht annähernd vergleichbare Trainingseffekte erbracht haben.

In der Durchführung des Aufmerksamkeitstrainings wird dann schrittweise geübt, die Aufmerksamkeit zunächst selektiv zu fokussieren (ca. 5 Minuten), dann in zunehmendem Tempo die Aufmerksamkeit zu verlagern (ca. 3–4 Minuten), um dann abschließend die Aufmerksamkeit zwischen mehreren Bereichen aufzuteilen (circa 1–2 Minuten).

Zur Durchführung des Aufmerksamkeitstrainings stehen Ihnen unterschiedliche Hilfsquellen zur Verfügung. Auf der Webseite www.metakognitivetherapie.de finden Sie Audiodateien, die unterschiedliche Geräusche enthalten. Am Anfang des Trainings ist äußerst empfehlenswert, sich durch die Übung begleiten zu lassen, hierzu gibt es eine Audiodatei mit Tutorial. Mit dieser sollten Sie beginnen! Im weiteren Verlauf bevorzugen einige Menschen die selbstständige Anwendung und Durchführung des Trainings, sodass man auch eine Dateiversion nur mit Geräuschen herunterladen oder sich sogar sein eigenes Aufmerksamkeitstraining zuhause gestalten kann. Nun aber zum eigentlichen Training!

ZUM AUSPROBIEREN

Aufmerksamkeitstraining

Nehmen Sie eine bequeme Sitzposition ein.

Fokussieren Sie Ihren Blick auf einen neutralen Punkt im Raum, der sich nicht bewegt und Sie damit ablenken könnte, und versuchen Sie während der gesamten Übung, Ihren Blick darauf ruhen zu lassen. Lassen Sie Ihre Augen während der Durchführung des Aufmerksamkeitstrainings (möglichst) geöffnet.

Starten Sie die Audiodatei auf www.metakognitivetherapie.de und folgen Sie den Anweisungen des Tutors. Dieser wird Sie bitten, Ihre Aufmerksamkeit auf die unterschiedlichen Geräusche und räumlichen Lokalisationen zu richten und dies auf die drei oben beschriebenen Arten und Weisen zu tun.

Wichtig bei dieser Übung ist Folgendes

- Es ist normal, wenn auch während der Übung Gedanken oder Gefühle auftreten, die Sie ablenken können. Ziel ist es dann, möglichst schnell wieder den Anleitungen zu folgen und die Aufmerksamkeit zurück auf die Geräusche zu lenken, ohne zu versuchen, diese Gedanken und Gefühle zu unterdrücken. Am besten behandeln Sie sie wie störende Geräusche (»wie inneren Lärm«) und korrigieren einfach schnellstmöglich den Fokus Ihrer Aufmerksamkeit.
- Das Aufmerksamkeitstraining dauert circa 12 Minuten. Es ist so konzipiert, dass es eine Herausforderung darstellt und anstrengend ist. Es geht darum, eine geschwächte Fertigkeit wieder aufzutrainieren, so wie man einen Muskel trainieren muss, der lange nicht mehr beansprucht wurde.

- Es ist also wichtig und ein gutes Zeichen, wenn Sie die Übung als herausfordernd erleben. Denn einen »Muskel« ohne Anstrengung zu trainieren ist (leider) unmöglich!
- Wichtig ist auch, dass Sie das Aufmerksamkeitstraining regelmäßig ein- bis zweimal am Tag ausüben, denn sonst kann sich kein Trainingseffekt einstellen. Denken Sie an dieser Stelle durchaus wieder an das Beispiel des Muskeltrainings: Einmal joggen macht uns noch nicht zum Marathonläufer. Diejenigen, die mit der Steuerung ihrer Aufmerksamkeit massiv Probleme haben (z. B. bei einer depressiven Erkrankung), sollten über einen Zeitraum von vier bis acht Wochen regelmäßig üben.
- Das Aufmerksamkeitstraining darf nicht dazu benutzt werden, um unliebsame Gedanken, Vorstellungen oder Gefühle zu unterdrücken bzw. zu vermeiden. Zwar werden Sie bemerken, dass das Training Sorgen-Machen, Grübeln und Hadern unterbricht, Sie sich vielleicht besser fühlen und möglicherweise auch unliebsame innere Ereignisse seltener auftreten. Deswegen aus dem Training eine Vermeidungsstrategie zu machen, bringt jedoch exakt dieselben Probleme mit sich wie der Versuch, losgelöste Achtsamkeit zu einer Vermeidungsstrategie zu machen. Außerdem: Ist es tatsächlich ein Gewinn an Lebensqualität, wenn Sie nun mehrmals am Tag das Aufmerksamkeitstraining durchführen müssten, um Unliebsames zu unterdrücken? Einer unserer Patienten sagte einmal: »Wenn ich nach einem miesen Arbeitstag nach Hause komme, dann mache ich gleich zweimal hintereinander diese Übung, dann habe ich von meinen Gedanken an die Arbeit 24 Minuten Ruhe!« Das ist zwar richtig, aber nicht Sinn des Trainings! Sinnvoll eingesetzt üben Sie das Aufmerksamkeitstraining regelmäßig, wenn Sie Zeit dazu haben. Manchmal wird es Ihnen leichter fallen, manchmal schwerer. Ihre Leistung ist letztendlich nicht das Entscheidende. Entscheidend ist, dass Sie bei jedem Mal Üben Ihr Bestes geben! Dann werden Sie sich schrittweise den oben beschriebenen positiven Effekten nähern und diese in Ihrem Alltag nutzen können. Eine Alternative für das eben geschilderte Beispiel wäre, nach Feierabend nach Hause zu kommen und sich den Dingen zuzuwenden, die Sie dann tun möchten. Wenn sich Gedanken an die Arbeit melden, dann sollte es Ihnen durch das regelmäßige Üben des Aufmerksamkeitstrainings schneller auffallen, dass Sie schon wieder mit diesen Gedanken beschäftigt sind. Sie können dann losgelöste Achtsamkeit nutzen, die Gedanken einfach wie »inneren Lärm« stehen lassen, den trainierten Aufmerksamkeitsmuskel einsetzen und sich zum Beispiel wieder Ihrer Post zuwenden, Ihrem Einkaufszettel oder dem Vorbereiten des Abendbrotes. Im Gegensatz zum Ein-

satz des Aufmerksamkeitstrainings als Vermeidungsstrategie erleichtert es diese Form der Anwendung, dass Sie eben all die Dinge tun können, die Sie in Ihrem Leben tun möchten. Und das können Sie selbst dann, wenn Sie gerade unangenehme Gedanken oder Gefühle erleben!

Welche Erfahrungen haben Sie bei der ersten Durchführung der Übung gemacht? Wie haben Sie sie erlebt?

Was zeigt uns diese Übung? Vielleicht werden Sie die Erfahrung gemacht haben, dass Sie Ihre Aufmerksamkeit tatsächlich unabhängig von inneren Ereignissen, wie Gedanken, Vorstellungen und damit einhergehenden Gefühlen, aber auch von äußeren Ereignissen, z. B. störenden äußeren Geräuschquellen, steuern können. Zudem ist es Ihnen vielleicht schon bei den ersten Übungsdurchgängen gelungen, Gedanken und Vorstellungen wie »inneren Lärm« zu behandeln, der zwar »nervigerweise« immer wieder einmal auftreten kann, aber auch wieder von alleine verschwindet, wenn Sie ihm keine Bedeutung beimessen und keine Aufmerksamkeit schenken. Sie werden merken, dass Sie tatsächlich die Kontrolle darüber behalten können, womit Sie sich beschäftigen!

Mit zunehmendem Üben ist es zudem auch durch diese Übung möglich, dass Sie Ihr metakognitives Bewusstsein verbessern. Sie werden also bewusster wahrnehmen, womit Sie sich in jedem Moment beschäftigen, und daher auch schneller Ihren Aufmerksamkeitsfokus korrigieren können, wenn Sie »auf Abwege« geraten sind, Sie also mit Dingen beschäftigt sind, mit denen Sie sich gar nicht beschäftigen wollten.

Ein weiterer Effekt ist die Auswirkung des Trainings auf Ihr aktives Denken. Diese ist sogar emotional spürbar, wenn Sie vor dem Training in Sorgen oder Grübeln versunken waren. Wenn das Aufmerksamkeitstraining wie vorgesehen durchgeführt wird, unterbricht es nämlich zwingend jegliches Nachdenken – indem man Gedanken wie inneren Lärm behandelt und die Aufmerksamkeit weg auf äußere Geräusche richtet. Dadurch können unangenehme Gedanken weiterziehen und die begleitenden belastenden Emotionen abklingen.

Woran erkenne ich, dass ich das Aufmerksamkeitstraining »richtig« durchgeführt habe? Das Aufmerksamkeitstraining ist ein Fertigkeitentraining, das vergleichbar ist mit einem Fitnesstraining für den Geist. Es ist also nicht vergleichbar mit losgelöster Achtsamkeit, sondern von seinem Charakter her etwas grundlegend anderes. Ein Hinweis auf die »richtige« Anwendung ist – wie bereits erwähnt – die Tatsache, dass die Übung herausfordernd gewesen ist. Wenn Sie sie quasi wie eine Entspannungsübung erlebt haben sollten, dann haben Sie die Instruktion noch nicht so umgesetzt, wie sie konzipiert ist. Für diejenigen, die größere Probleme mit Aufmerksamkeitslenkung haben (wie z. B. bei einer depressiven oder anderen psychischen Erkrankung), gibt es noch eine weitere Möglichkeit zu prüfen, ob das Training richtig umgesetzt wurde. Im Buchteil »Noch mehr Information« finden Sie die Selbstaufmerksamkeitsskala (s. AB 10). Diese benutzen Sie folgendermaßen: Wenn Sie bereit sind, das Aufmerksamkeitstraining durchzuführen, dann machen Sie direkt vor Beginn ein Kreuz auf der Skala, das Ihren aktuellen Aufmerksamkeitsfokus beschreibt. Bei Menschen mit Problemen bei der Aufmerksamkeitslenkung wird dieses Kreuz im Bereich der auf die eigene Person gerichteten Aufmerksamkeit liegen. Nun führen Sie das Aufmerksamkeitstraining durch und füllen Sie nach dem Training die Selbstaufmerksamkeitsskala erneut aus. Das zweite Kreuz sollte sich jetzt idealerweise in Richtung nach außen gerichteter Aufmerksamkeit bewegt haben.

Anwendungsfehler. Es existieren einige typische Fehler in der Anwendung:

- **Geräusche ausblenden:** Während der Übung wird manchmal versucht, all diejenigen Geräusche auszublenden, die gerade nicht im Zentrum der Aufmerksamkeit stehen sollen. So ist die Übung allerdings nicht gemeint. Es geht in der MCT niemals darum, etwas auszublenden oder zu unterdrücken! Die richtige Durchführung besteht darin, sich bestmöglich auf das momentane Geräusch zu fokussieren, ganz egal, ob ich auch noch andere Geräusche, Gedanken oder Emotionen wahrnehme oder nicht. Manchmal entstehen auch unangenehme Gedanken und Gefühle durch die Übung, weil vielleicht manche Geräusche stören oder gar nicht zu hören sind. Achten Sie darauf, auch mit diesen Gedanken und Emotionen zu üben, sie wie inneren Lärm zu erleben und zu behandeln und der Instruktion der Übung zu folgen.
- **Entspannungstraining oder Vermeidungsstrategie:** Ein weiterer Fehler besteht in einem Missverstehen des Trainings als Entspannungstraining und dem damit verbundenen Versuch, sich eben gerade nicht anzustrengen, oder dem Einsatz als Vermeidungsstrategie von unerwünschten Gedanken und Emotionen wie bereits oben beschrieben.

- **Geteilte Aufmerksamkeit:** Auch der Versuch, während der Übung noch weiter über irgendetwas nachzudenken oder vielleicht sogar etwas zu tun und die Übung »so nebenbei« zu machen, verhindert die gewünschten Trainingserfolge. Dies gilt selbstverständlich auch für gelegentliches Üben – der Besuch eines Fitnessstudios alle vier Wochen hat ja auch keine bahnbrechenden Effekte zur Folge.

Die Aufmerksamkeit neu ausrichten

Ist es durch das Aufmerksamkeitstraining gelungen, die Aufmerksamkeitslenkung wieder der bewussten Kontrolle zu unterziehen, so kann es in bestimmten Situationen sinnvoll sein, diese wiedererlangte Fähigkeit gezielt einzusetzen.

Stellen Sie sich vor, Sie haben mit Ihrem Auto einen relativ harmlosen Unfall gehabt, an einer Kreuzung ist Ihnen jemand unter Missachtung der Vorfahrtsregeln von rechts in die Seite gefahren. Es ist nichts passiert, nur ein kleiner Blechschaden. Es ist erst einmal vollkommen normal, dass Sie bei den nächsten Autofahrten vermehrt darauf achten, ob diese Situation erneut auftritt, ob sich also wieder jemand an einer Kreuzung von rechts nähert und Ihnen gegebenenfalls die Vorfahrt nimmt. Wer will schon zweimal hintereinander einen Unfall haben? Problematisch wird es aber dann, wenn Sie während der Autofahrten nur noch und beständig auf Autos achten, die von rechts kommen. Es gibt im Straßenverkehr zahlreiche Aspekte, die zu berücksichtigen sind, um sicher an sein Ziel zu gelangen. Und da ist es hilfreich und wichtig, die Aufmerksamkeit einerseits lenken zu können und andererseits in mehrere Richtungen auszurichten.

Menschen neigen gelegentlich dazu, einmal erhaltene Informationen oder durchlebte Erfahrungen auch auf die Zukunft anzuwenden und entsprechend ihre Aufmerksamkeit auf die vermeintlichen Gefahren zu konzentrieren. Das kann auch dazu führen, dass positive, »korrigierende« Erfahrungen nicht mehr gemacht werden können. Stellen Sie sich zum Beispiel eine Person vor, die in ihrer letzten Partnerschaft von ihrem Partner hintergangen worden ist. Wie würde es sich wohl auf die neue Partnerschaft auswirken, wenn diese Person die ganze Zeit nach Anzeichen suchen würde, dass auch dieser Partner sie wieder betrügen wird? Dieses Vorgehen hätte gleich zwei unglückliche Effekte: Zum einen wird dieser Person jede noch so kleine Kleinigkeit auffallen, die vielleicht ein entsprechender negativer Hinweis sein könnte (z. B. »Gestern hat er mir nicht mehr die Tür aufgehalten, so geht es immer los!«). Zum anderen wird sie möglicherweise positive Anzeichen, dass es sich eben doch um einen treusorgenden Partner handelt, einfach übersehen, weil sie ja so stark auf alles Negative konzentriert ist (z. B. die Tatsache, dass der Partner ihr gerade sämtliche Einkaufstüten abgenommen hat und nun keine Hand mehr frei hat, um ihr die Tür aufzuhalten).

Während das Aufmerksamkeitstraining die grundsätzliche Fertigkeit der Aufmerksamkeitslenkung trainiert, ist die Neuausrichtung der Aufmerksamkeit eine gezielte Intervention, wenn Sie entdecken sollten, dass Sie vielleicht auch in der einen oder anderen Situation Ihre Aufmerksamkeit so lenken, dass es sich eben nicht für Sie lohnt, sondern das Leben zusätzlich erschwert.

Wenn sich beispielsweise Menschen mit sozialen Ängsten in einer Menschenmenge befinden, beobachten sie sich häufig intensiv selbst. Ihre ganze Aufmerksamkeit richtet sich dann auf körperliche Symptome wie Herzrasen oder Schwitzen und auf die Vorstellung, wie peinlich sie gerade aussehen. Gleichzeitig gehen sie häufig davon aus, dass die sie umgebenden Menschen sie tatsächlich intensiv beobachten oder sogar geringschätzig mustern – allerdings gehen sie davon aus, ohne den anderen Menschen ihre Aufmerksamkeit zu schenken, also ohne diese Annahme zu überprüfen! Eine Neuausrichtung der Aufmerksamkeit auf die Umgebung reduziert einerseits den Fokus auf das innere Erleben, der eine verstärkte Wahrnehmung der Ängste zur Folge hat. Wenn dann die Aufmerksamkeit zusätzlich auf die Menschen in der Umgebung gerichtet wird, wird es auch möglich, zum Beispiel die Annahme, dass alle einen anstarren, zu korrigieren und zu erleben, dass sich die meisten Personen in der Öffentlichkeit um alles Mögliche kümmern, nur nicht um einen selbst!

2.5 Metakognitionen verändern

Im ersten Kapitel des Buches wurde bereits beschrieben, welches Modell die Metakognitive Theorie von Adrian Wells für ein Verständnis unseres Denkapparates anbietet. Wir haben über automatische Gedanken gesprochen, über aktives Nachdenken und Aufmerksamkeitslenkung sowie die damit in Zusammenhang stehenden Verhaltensweisen. Es wurde erklärt, dass wir vom kognitiven Aufmerksamkeitssyndrom sprechen, wenn Denk- und Aufmerksamkeitsstrategien sowie daraus resultierende Verhaltensweisen dominieren, die das Leben auf verschiedene Weise leider noch zusätzlich erschweren. Und wir haben Überzeugungen über die Arbeitsweise und Funktion unseres Denkapparats, die Metakognitionen, als dafür verantwortlich kennengelernt, warum zwei Menschen in ein und derselben Situation völlig unterschiedlich mit ihren mentalen Ressourcen auf den gleichen Gedanken und die damit einhergehenden Emotionen reagieren können: Der eine Mensch reagiert so, dass es lohnenswert für ihn ist, der andere produziert durch seine Reaktion noch zusätzliches Leid. Die Ebene der Metakognitionen stellt die Steuerungsebene für Denk- und Aufmerksamkeitsprozesse dar und ist somit der Schlüssel für eine Veränderung, falls Sie diese Prozesse in Ihrem Leben verändern oder optimieren möchten.

Im weiteren Verlauf dieses Kapitels sollen nun typische negative und positive Metakognitionen vorgestellt werden, die eben nicht dazu führen, dass Denken und Aufmerksamkeit flexibel zum eigenen Wohl eingesetzt werden können. Stattdessen sind diese Metakognitionen mit dem kognitiven Aufmerksamkeitssyndrom assoziiert und haben damit zusätzliches und unnötiges Leiden zur Folge. Wir betrachten zunächst negative und dann positive Metakognitionen. Dabei stellen wir verschiedene Vorgehensweisen vor, wie diese ungünstigen metakognitiven Überzeugungen entkräftet und zu Ihrem Vorteil verändert werden können.

Sie haben in den vergangenen Abschnitten die Technik der losgelösten Achtsamkeit und das Aufmerksamkeitstraining kennengelernt. Sollten Sie die vorgeschlagenen Übungen gemacht und richtig durchgeführt haben, dann befinden Sie sich möglicherweise schon mitten in einem Veränderungsprozess Ihrer Metakognitionen. Losgelöste Achtsamkeit und das Aufmerksamkeitstraining sind Techniken, die für viele Menschen ganz neue und manchmal auch überraschende Erfahrungen im Umgang mit ihren Gedanken, Vorstellungen und den damit einhergehenden Emotionen bedeuten. Sie sind daher zwei Instrumente, die sehr viel Potential haben, die bisherigen Überzeugungen über Gedanken und Denkprozesse zu verändern. Wir werden deswegen auch im folgenden Teil wiederholt auf sie Bezug nehmen.

Vorgehensweisen zum Überprüfen von Metakognitionen

Kritische Überprüfung der »Beweise«. Wenn wir von der Metakognitiven Theorie ausgehen, dann tragen alle Menschen metakognitive Überzeugungen in sich. Vielen Menschen ist dies jedoch gar nicht bewusst, auch beschäftigen sich die meisten Menschen nicht mit ihren Metakognitionen. Selbst wenn Denkprozesse einmal »aus dem Ruder laufen«, werden die dazugehörigen Metakognitionen einfach als »gegeben« hingenommen. »Ich war halt schon immer eher der nachdenkliche Typ« heißt es dann vielleicht oder »Eltern machen sich halt rund um die Uhr Sorgen um ihre Kinder«. Dadurch bleiben aber die vorliegenden Metakognitionen bestehen und wirken weiter – zum Nachteil der jeweiligen Person.

Die Fähigkeit des aktiven Nachdenkens kann lohnenswert eingesetzt werden, um die vorhandenen Metakognitionen einer Person auf »Herz und Nieren« zu prüfen. Dabei geht es darum, die jeweilige Annahme selbst dann wirklich genauestens zu hinterfragen, auch wenn sie absolut normal und selbstverständlich erscheint oder sich einfach richtig anfühlt.

ZUM AUSPROBIEREN

Wenn Sie dies systematisch durchführen möchten, können Sie sich eine Tabelle mit zwei Spalten anlegen und zunächst einmal Pro-Argumente auflisten, die dafür sprechen, dass die jeweilige Annahme stimmt (z. B., dass »Sorgen-Machen unkontrollierbar ist«). Anschließend sammeln Sie Argumente, die dagegen sprechen. Überlegen Sie hier auch, was andere Personen für Argumente nennen würden, zum Beispiel Freunde oder Bekannte oder auch Vorbilder, die vielleicht ganz anders sind als Sie (und sich z. B. nie so ausgiebig »einen Kopf machen« wie Sie). Nehmen Sie sich für beide Spalten Zeit und stellen Sie diese in Ruhe fertig.

Zu prüfende Annahme:

____

____

Dafür spricht	**Dagegen spricht**

In einem nächsten Schritt wechseln Sie nun wieder zu den Pro-Argumenten und prüfen Sie die einzelnen Argumente noch einmal genau: Sind diese Argumente wirklich hieb- und stichfeste Tatsachen oder drückt sich in ihnen möglicherweise eher eine Hoffnung oder ein Gefühl aus?

Wenn Sie Argumente ertappen, die eher »Scheinargumente« sind (wie bspw. »Ich habe das Gefühl, durch Grübeln einer Problemlösung näher zu kommen«), dann streichen Sie diese wieder.

Zu guter Letzt formulieren Sie die überprüfte Metakognition um, sodass sie besser den von Ihnen durchdachten Argumenten entspricht. So wird aus der Metakognition »Sorgen-Machen ist unkontrollierbar« dann möglicherweise »Sorgen-Machen ist schon steuerbar, aber ich nutze einfach nicht die richtigen Strategien!«.

Neu formulierte Annahme:

Wenn im Folgenden noch einzelne Metakognitionen genauer betrachtet werden, dann werden wir dort Beispiele für Fragen anführen, die geeignet sind, um die jeweiligen Metakognitionen zu hinterfragen.

Aufspüren von metakognitiven Widersprüchen. Menschen tragen verschiedene metakognitive Überzeugungen in sich. Diese beziehen sich auf den potenziellen Nutzen einer Strategie, ihre Kontrollierbarkeit und Gefährlichkeit. Manchmal findet eine Person in sich mehrere und widersprüchliche Metakognitionen, die sich sogar logisch ausschließen. Es muss also mindestens eine dieser Überzeugungen falsch sein, vielleicht sind es sogar beide. Den betroffenen Personen ist das in der Regel nicht bewusst, schlicht und einfach, weil sie sich noch nie ausgiebig mit ihrem »Metasystem« beschäftigt haben. Dieses Phänomen findet man häufig bei Menschen, die unter einer Generalisierten Angsterkrankung leiden. Diese Menschen sind davon überzeugt, dass Sorgen-Machen einen Nutzen für sie hat (wie z. B. »Wenn ich mir Sorgen mache, dann komme ich sicherer durchs Leben!«), und gleichzeitig, dass Sorgen-Machen sehr gefährlich ist (bspw. »Wenn ich mir zu viele Sorgen mache, dann bekomme ich einen Herzinfarkt!«). Etwas überspitzt ausgedrückt bedeuten diese beiden Metakognitionen doch nichts anderes als: »Sorgen-Machen beschützt mich und ist lebensgefährlich!« Beides in Kombination kann definitiv nicht wahr sein.

Ähnliche Widersprüche lassen sich entdecken, wenn man positive Metakognitionen und die Auswirkungen von Sorgen-Machen oder Grübeln betrachtet. Menschen, die unter einer Depression leiden, berichten oft die positive Metakognition, dass Grübeln ihnen helfen soll, einen Ausweg aus der Depression zu finden. Befragt nach den Auswirkungen des Grübelns hingegen geben sie jedoch an, dass die Depression sich immer mehr verschlechtert, je intensiver und ausdauernder sie grübeln. Auch hier finden wir einen unvereinbaren Widerspruch: Grübeln verschlimmert die Depression und hilft wieder gesund zu werden … Beides zusammen kann nicht richtig sein!

Um derartige Widersprüche bei sich entdecken zu können, müssen Sie sich metakognitiv tatsächlich bereits gut kennen. In einer Psychotherapie stellt dies immer die Voraussetzung für die Planung von Veränderungen dar, ist also immer Teil einer metakognitiven Therapie. Auch ohne Psychotherapie ist es aber möglich, sich selbst in dieser Hinsicht »auf die Spur« zu kommen. Im Buchteil »Noch mehr Information« finden Sie zu eben diesem Zweck verschiedene Fragebögen, die Ihnen eine Hilfe sein können.

Abgleich mit den Erfahrungen der losgelösten Achtsamkeit und des Aufmerksamkeitstrainings. Wenn Sie dieses Buch bis zu diesem Punkt nicht nur gelesen haben, sondern auch die Übungen zur losgelösten Achtsamkeit und zum Gedankenaufschub sowie das Aufmerksamkeitstraining durchgeführt haben, dann haben Sie eine Fülle von Erfahrungen mit Ihrem Denkapparat gesammelt. Sie haben zum Beispiel erlebt, dass Gedanken und Vorstellungen sich zwar nicht unterdrücken lassen, dass wir aber bis zu einem gewissen Grad Einfluss darauf haben, wie intensiv die Gefühle werden, die mit ihnen einhergehen, und wie lange sie bestehen bleiben. Sie haben auch erlebt, wie die automatische Gedankenproduktion unseres Gehirns funktioniert: Gedanken kommen und gehen ganz von alleine, vorausgesetzt wir erlauben ihre Existenz und reagieren nicht auf sie. Und Sie haben die Effekte kennengelernt, wenn wir Gedanken nur wie »inneren Lärm« behandeln und unsere Aufmerksamkeit steuern. Wenn wir im Folgenden nun typische Metakognitionen kritisch beleuchten wollen, dann rufen Sie sich diese Erfahrungen aus den Übungen wieder ins Gedächtnis oder führen Sie die eine oder andere einfach noch einmal durch und lassen Sie uns dann gemeinsam überlegen, was diese Erfahrungen hinsichtlich der entsprechenden metakognitiven Überzeugung aussagen.

Verhaltensexperimente. Auch mit Verhaltensexperimenten können wir unsere metakognitiven Überzeugungen überprüfen. Damit ist nichts anderes gemeint, als unsere Überzeugungen in der Realität zu testen. Dieses Vorgehen ist besonders machtvoll, da es sich nicht nur auf der Ebene von Nachdenken oder »kleinen Übungen« abspielt, sondern uns in unserem realen Lebensalltag tatsächlich bewusst erleben lässt, ob eine Metakognition stimmt bzw. stimmen kann oder nicht. Ein erstes Beispiel soll Ihnen hier einen Eindruck verschaffen, wie ein solches Experiment aussehen kann, weitere Beispiele finden sich in der Folge bei den einzelnen Metakognitionen.

Eine häufige positive metakognitive Überzeugung ist ja, dass wir denken, durch Sorgenprozesse könnten wir uns auf bevorstehende schwierige Situationen besser vorbereiten oder diese sogar ganz verhindern. Hierzu ein Experiment anhand eines Beispiels:

BEISPIEL

Herr Sorgenvoll bereitet sich auf jeden neuen Arbeitstag vor, indem er sich am Vorabend bemüht, alle eventuell bevorstehenden Probleme zu identifizieren und entsprechende Lösungen zu durchdenken. Dieses Vorgehen ist enorm zeitintensiv, weil ja wahnsinnig viele Dinge vorstellbar sind, die an einem Tag schief gehen könnten. Um zu überprüfen, ob diese Strategie wirkungsvoll ist, intensiviert er an einem Abend das Sich-Sorgen-Machen, am nächsten Abend verzichtet er aktiv darauf (hier hilft der Gedankenaufschub ...) und vergleicht in der Folge die tatsächlichen Tagesabläufe, zum Beispiel anhand der Fragen: Sind mehr oder weniger Probleme aufgetreten? Sind nicht lösbare Probleme aufgetreten? Welcher Vorabend war anstrengender? Wann war der Schlaf wohltuender?

Natürlich kann Herr Sorgenvoll seine negative Metakognition »Sich-Sorgen macht krank, da es körperlich belastend ist« auch praktisch überprüfen. Hierzu könnte er zum Beispiel joggen gehen, wenn er sich gerade stark sorgt. Als Vergleich hierzu könnte er dann einen Joggingdurchgang ohne Sorgen-Machen durchführen. Ist die Herzfrequenz tatsächlich höher oder sind gar Schmerzen im Bereich des Herzens aufgetreten, während er sorgenvoll gelaufen ist?

Negative Metakognitionen

»Sorgen-Machen und Grübeln sind unkontrollierbar!«

Befindet man sich in einer Phase intensiven Sorgen-Machens oder Grübelns, so wird dieser Zustand der intensiven gedanklichen Beschäftigung von manchen Menschen als unkontrollierbar erlebt. Die Betroffenen fühlen sich hilflos und verzweifelt. Diese Emotionen werden dann als die eigentliche Ursache dafür beschrieben, warum es einem Menschen gerade besonders schlecht geht. Man erlebt Angst, Trauer, Ärger, Hilflosigkeit, Verzweiflung oder andere schmerzhafte Gefühle häufig im Zusammenhang mit Grübel- und Sorgenprozessen, ohne jedoch diese Prozesse grundsätzlich zu hinterfragen, frei nach dem Motto »Natürlich geht es mir schlecht, wenn ich über so negative Dinge nachdenken muss«. Aber genau bei dem »Nachdenken-Müssen« wollen wir einmal genauer hinschauen.

Zuerst eine grundsätzliche Frage: Wenn Sie selbst (ganz nach Belieben) bestimmen könnten, wann Sie sich Sorgen machen oder grübeln (und wann eben nicht), wie viele von den schmerzhaften Gefühlen würden dann noch bleiben?

Vielen Menschen drängt sich an dieser Stelle der Eindruck auf, dass man sich das ja eben nicht aussuchen kann. Man kontrolliert ja nicht, worüber man nachdenkt oder welche Gedanken kommen.

Sobald man sich zumindest theoretisch einmal darauf einlässt zu überprüfen, was denn von den schmerzhaften Gefühlen übrig bliebe, wenn man doch selbst entscheiden könnte, wann man sich Sorgen macht oder grübelt, kommen die meisten Menschen zu einer scheinbar einfachen und eindeutigen Erkenntnis: Wenn ich übers Sorgen-Machen oder Grübeln selbst entscheiden könnte, dann wären zwar meine Lebensprobleme noch da. Allerdings wären sie dann für mich deutlich weniger schmerzhaft!

Wie lässt sich diese negative Metakognition, dass Sorgen-Machen und Grübeln unkontrollierbar sind, in Frage stellen? Sie haben im vorangehenden Text bereits einige Vorgehensweisen kennengelernt und die sind natürlich alle auf diese Metakognition anwendbar. Wir möchten Ihnen an dieser Stelle noch ein paar weitere Anregungen geben.

Hilfreiche Fragen. Folgende Fragen könnten Ihnen helfen, diese Metakognition zu hinterfragen:

- Wenn Sich-Sorgen-Machen oder Grübeln tatsächlich unkontrollierbar ist, wie hören diese Prozesse jemals auf? Wenn Sorgen und Grübeln tatsächlich unkontrollierbar sind, dann müssten diese zumindest theoretisch unendlich lange anhalten. Selbst wenn Sie sagen würden, sie enden mit dem Einschlafen, dann müsste es aber doch Tage geben, an denen diese Denkprozesse kurz nach dem Erwachen beginnen und dann den ganzen Tag über andauern. Wie kommt es aber, dass selbst die Menschen, die sich häufig sorgen oder grübeln, Phasen erleben, in denen Grübeln und Sorgen-Machen zumindest in den Hintergrund treten? Wie ist das möglich?
- Sorgengedanken und Sich-Sorgen-Machen (genauso wie Grübelgedanken und Grübeln) sind alltägliche Phänomene aller Menschen. Unterschiede existieren lediglich in Häufigkeit und Dauer von Sorgenketten. Wenn Sorgen-Machen wirklich unkontrollierbar wäre, müssten dann nicht alle Menschen mit Sorgen ein Problem haben? Wie kann es dann sein, dass es auch Menschen gibt, die sagen: »Ich bin nicht der Sorgentyp, ich mach mir einfach keine!«?

- Und wie kann es sein, dass es möglicherweise auch in Ihrem Leben vielleicht sogar lange Zeiträume gegeben hat, in denen sich auch Sorgen oder negative Gedanken gemeldet haben, Sie aber dennoch nicht in langes Sorgen-Machen oder Grübeln eingestiegen sind?
- Was passiert, wenn um Sie herum etwas passiert (das Telefon klingelt oder es klingelt an der Haustür; Ihr Kind fällt hin und weint), um das Sie sich kümmern müssen bzw. möchten? Zumindest in den meisten Fällen gelingt es Menschen, sich um eben diese Dinge zu kümmern. Sie lenken ihre Aufmerksamkeit auf diese Aktivitäten und tun das, was getan werden muss (z. B. telefonieren, den Pizzaboten an der Haustür bezahlen, das Kind verarzten). Dieses Vorgehen hat zur Folge, dass das Nachdenken unterbrochen wird oder die entsprechenden Gedanken zumindest in den Hintergrund treten. Was sagt das aus über Kontrolle? Wer hat letztendlich die Entscheidung getroffen, dass jetzt Telefon, Haustür oder Kind Ihre Zeit und Aufmerksamkeit bekommen?

BEISPIEL

Eine Patientin, die sich jeden Tag aufs Neue extrem viele Sorgen machte, antwortete auf die Frage, ob sie sich denn weiter Sorgen machen würde, wenn ihr Kind im Nebenzimmer anfängt bitterlich zu weinen, einmal Folgendes: »Nee, was denken Sie denn von mir! In dem Moment kümmere ich mich um meine Tochter, das ist doch wohl klar! Die Sorgen sind dann zweitrangig!«

Dieses Beispiel illustriert das ganz alltägliche Ausüben von Kontrolle über Sorgen- und Grübelprozesse. Ich entscheide mich, mich etwas anderem zuzuwenden – prinzipiell könnte ich ja das Telefon auch klingeln lassen, die Haustür nicht öffnen, mein Kind ignorieren –, lasse die aktuellen Gedanken einfach stehen und richte meine Aufmerksamkeit auf etwas anderes. Sie haben es sicher bemerkt: Nach der getroffenen Entscheidung folgen ganz automatisch eben genau die Schritte, die wir am Ende von Abschnitt 2.3 zur losgelösten Achtsamkeit mit der Eselsbrücke »DNA« beschrieben haben (Distanzierung und Neuausrichtung auf Attraktiveres).

Losgelöste Achtsamkeit und Aufmerksamkeitstraining. Auch die Erfahrungen, die mit der Anwendung von losgelöster Achtsamkeit und dem Aufmerksamkeitstraining einhergehen, sind unvereinbar mit der Annahme, das Sorgen-Machen oder Grübeln nicht steuerbar sind. Beide Techniken lassen sehr klar erleben, dass es unmöglich ist, niemals einen Sorgen- oder Grübelgedanken in den Kopf zu bekommen. Automatische Gedanken hat jeder Mensch, auch Sorgen-

oder Grübelgedanken, ob wir wollen oder nicht. Die Anwendung beider Techniken hat aber auch gezeigt, dass kein Gedanke der Welt uns zwingen kann, sich mit ihm auseinanderzusetzen, wenn wir die entsprechende Entscheidung treffen und die Techniken richtig einsetzen. Erinnern Sie beispielsweise noch einmal an die Übung »Freie Assoziation« in Abschnitt »Metaphern und Übungen«. Im Alltag ist es nur nicht immer so einfach, so klar diese Entscheidung zu treffen und dann auch losgelöste Achtsamkeit richtig anzuwenden. Wenn dies anfangs nicht funktioniert, dann heißt es einfach am Ball bleiben und üben, üben, üben.

Verhaltensexperimente. Verhaltensexperimente zum Thema »Kontrolle von Denkprozessen« kann man unterschiedlich gestalten. Eine Möglichkeit, die Sie direkt ausprobieren können, ist die folgende:

ZUM AUSPROBIEREN

Denken Sie bitte jetzt an ein Thema oder ein Problem, das Ihnen Sorge bereitet oder Ihnen »im Magen liegt«. Nehmen Sie sich dafür etwa 20–30 Sekunden Zeit. Anschließend stellen Sie sich bitte vor, Sie sollten einem guten Freund bzw. einer Freundin von etwas erzählen, das Sie begeistert, vielleicht ein Hobby oder ein besonderes Erlebnis, das Sie hatten.

Überlegen Sie bitte: Wovon würden Sie Ihrem Freund berichten? Was begeistert Sie daran so sehr? Warum sollte die Freundin vielleicht so etwas auch einmal tun? Nehmen Sie sich auch hierfür 20–30 Sekunden Zeit.

Anschließend lesen Sie bitte weiter.

Wenn es Ihnen gelungen ist, dieses Experiment durchzuführen, dann haben Sie vermutlich Folgendes getan: Sie haben begonnen nachzudenken und sich dann nach Ablauf der Zeit nicht weiter um Ihre aktuellen Gedanken gekümmert (natürlich haben Sie, seit Sie die Übung mit der blauen Giraffe kennen, auch nicht versucht, Ihre Sorgengedanken zu unterdrücken, um erst einmal den Kopf frei zu kriegen, oder?). Sie haben den Fokus auf ein neues Thema gelenkt und dann darüber nachgedacht. Auch diese Gedanken haben Sie wieder einfach stehengelassen (mit losgelöster Achtsamkeit behandelt) und nun lesen Sie konzentriert weiter.

Ein paar Fragen:

Was ist aus Ihren unangenehmen Gedanken geworden, als Sie anfingen, über ein positives Erlebnis nachzudenken?

Und was ist aus den Gedanken zu beiden Themen geworden, als Sie sich wieder auf das Buch konzentriert und weitergelesen haben?

Haben Sie die Erfahrung machen können, dass die Gedanken von alleine wieder gehen bzw. in den Hintergrund treten?

Was sagt diese Erfahrung über Ihre Kontrolle über Ihre Denkprozesse aus?

»Wenn ich mir zu viele Sorgen mache oder grübele, werde ich krank!«

Eine weitere häufig zu beobachtende negative Metakognition ist die Befürchtung, dass Grübeln und Sich-Sorgen-Machen zu körperlichem oder psychischem Schaden führen. Eine typische Formulierung in diesem Zusammenhang ist beispielsweise: »Wenn das Grübeln oder Sorgen-Machen nicht bald aufhört, dann werde ich noch verrückt!« Hier zeigt sich die Metakognition, dass diese Denkprozesse zu psychischen Erkrankungen führen können. Betroffene haben manchmal Angst, dass sie dann zum Beispiel unter einer Psychose leiden werden. Häufig wissen Betroffene gar nicht, was sie mit »verrückt« meinen. Es existiert tatsächlich gar keine konkrete Befürchtung und trotzdem bekommen diese Menschen aufgrund dieser Metakognition Angst, wenn sie intensiv ins Grübeln oder Sorgen-Machen geraten.

Menschen, die an einer Generalisierten Angststörung leiden, befürchten häufig, dass zu viel Sorgen-Machen zu gefährlichen körperlichen Erkrankungen führen kann wie beispielsweise zu einem Herzinfarkt oder einem Schlaganfall. Damit ist Sorgen-Machen ein potenziell lebensbedrohlicher Denkprozess! Die Begründung, die hierfür geliefert wird, ist, vereinfacht gesagt: Sorgen = Angst = Stress = Herzinfarkt. Aber stimmt diese Begründung wirklich?

Hilfreiche Fragen. Stellen Sie sich doch einmal folgende Fragen:

- Woher wissen Sie, das Sich-Sorgen-Machen und Grübeln tatsächlich krank machen oder uns körperlich schaden? Gibt es dafür wissenschaftliche Beweise?
- Wenn sich fast alle Menschen Sorgen machen oder grübeln, warum werden dann nicht alle körperlich oder psychisch krank?
- Welche körperliche Krankheit haben Sie oder Freunde und Bekannte schon einmal gehabt, bei der Ihr Arzt die Ursache »Zuviel Sorgen-Machen oder Grübeln« angegeben hat? Wie hat er das gegebenenfalls erklärt?
- Wenn diese Prozesse und das dazugehörige Gefühl von Angst uns tatsächlich krank machen würden, wie konnte die Menschheit dann eigentlich als Ganzes überleben? Müssten die Menschen dann nicht schon ausgestorben sein? Immerhin war es in der Welt vor tausenden von Jahren noch schwieriger zu überleben als heute und die Menschen hatten ganz sicher nicht weniger und seltener Angst als wir.
- Wenn Angst ein Gefühl ist, das den Menschen vor Gefahren warnen und damit sein Leben schützen soll, wie kann dieses Gefühl (und die dazugehörigen Gedanken) gleichzeitig lebensgefährlich sein?
- Beim zügigen Treppensteigen erreichen wir Herz- und Atemfrequenzen wie auch bei extremer Angst. Warum wird uns also zur Gesundheitsvorsorge anstelle des Fahrstuhlfahrens etwas empfohlen, was doch im Rahmen von Ängsten angeblich gesundheitsschädigend ist?
- Sport ist eindeutig Stress für unseren Körper. Müsste Sport damit nicht gesundheitsschädlich statt gesund sein?
- Elite-Polizisten, Rennfahrer, Stuntmen und Angehörige ähnlicher Berufsgruppen sind regelmäßig mit außergewöhnlichen Stresssituationen konfrontiert. Wie kann es sein, dass diese Personen in der Regel viel gesünder sind als der Durchschnittsmensch?

Man könnte gerade in diesem Bereich noch eine Vielzahl von weiteren Fragen anführen. Wir wollen es aber dabei belassen und stattdessen auf die erste Frage noch einmal kurz eingehen, nämlich die Frage nach den aktuellen wissenschaftlichen Belegen. Es ist für die Depression gut beforscht, dass das Risiko, am Herzen zu erkranken, erhöht ist, wenn man über einen längeren Zeitraum an einer Depression erkrankt. Allerdings liegen die genauen Ursachen für diesen Befund noch im Dunkeln und bedürfen weiterer Forschungsarbeit. Für die Generalisierte Angststörung, also die psychische Erkrankung, deren Leitsymptom das häufige und extrem ausdauernde Sorgen-Machen darstellt, fehlen solche Befunde bis heute gänzlich. Ob dies nun tatsächlich bedeutet, dass übermäßiges Sorgen-Machen nicht zu weiteren Krankheiten führt, oder ob hier nur die wissenschaftliche Forschung noch Befunde zu entdecken hat, wird die Zukunft zeigen. Die gegenwärtige Datenlage widerspricht der Metakognition, dass Grübeln und Sorgen-Machen krank machen, zumindest zu großen Teilen.

Losgelöste Achtsamkeit und Aufmerksamkeitstraining. Wenn wir die Erfahrungen mit losgelöster Achtsamkeit und Aufmerksamkeitstraining betrachten, dann müssen wir uns die Frage stellen, wie gefährlich denn nun die automatisch auftauchenden Sorgen- und Grübelgedanken sind. Denn Sorgen-Machen und Grübeln lassen sich mit Hilfe dieser beiden Techniken steuern. Selbst wenn Sie also weiterhin davon ausgehen, dass Sorgen-Machen und Grübeln nicht nur unangenehm und zeitraubend, sondern auch gefährlich sind, wissen Sie aus diesen beiden Übungen, dass Sie steuern können, wie ausgiebig Sie sich Sorgen machen oder grübeln oder ob Sie es einfach bleiben lassen. Was dann noch bleibt, sind eben die spontan auftretenden Gedanken. Können einzelne Gedanken vielleicht auch dazu führen, dass Sie körperlichen oder seelischen Schaden nehmen? Die meistgegebene Antwort darauf lautet: »Nein, einzelne Gedanken können mir natürlich erst recht nichts anhaben!«

Verhaltensexperimente. Wenn Menschen durch die vorangegangenen Überlegungen nicht mehr so stark davon überzeugt sind, dass Sorgen-Machen und Grübeln schädlich sind, dann steigt die Bereitschaft, dies auch in der Realität zu erfahren. Da die obige Metakognition am häufigsten in Verbindung mit Sorgenprozessen auftritt, beziehen sich die folgenden Beispiele für Verhaltensexperimente auch auf das Sorgen-Machen.

Wir wollen Ihnen zwei Möglichkeiten vorstellen, die sich für Verhaltensexperimente anbieten. Dies sind zum einen Experimente, die den Einfluss des Sorgen-Machens auf den Körper überprüfen, und zum anderen Experimente, die direkt testen, ob es möglich ist, den befürchteten Schaden durch ausgiebiges Sorgen-Machen hervorzurufen.

Ein Beispiel für ein mögliches Experiment der ersten Gruppe ist das Messen des Pulsschlags in Ruhe mit neutralen Gedanken, in Ruhe mit Sorgen-Machen sowie nach leichter körperlicher Aktivität wie dem Treppensteigen über zwei Stockwerke. Während Treppensteigen ja als Alternative zum Fahrstuhlfahren sogar gesund sein soll, ist der Einfluss auf den Pulsschlag deutlich stärker, als wenn man sich ausgiebig Sorgen macht. Tatsächlich ist der Unterschied des Pulsschlags in Ruhe zwischen neutralen und Sorgengedanken sogar nur relativ gering. Was sagt dieses Ergebnis über einen potenziell schädlichen Einfluss von Sorgen-Machen auf den Körper aus?

Ein Beispiel für ein mögliches zweites Experiment wäre der Versuch, sich durch Sorgen-Machen in einer körperlichen Belastungssituation zu schaden. Ein Patient ging davon aus, dass eben erst dann Sorgenprozesse ihre gefährliche Wirkung entfalten würden. Um diese Annahme zu überprüfen, wurde vereinbart, sich beim nächsten Besuch im Fitnessstudio aktiv und andauernd Sorgen zu machen. Das Ausbleiben eines körperlichen Schadens war für den Patienten eine wichtige Erfahrung und veränderte seine ursprüngliche Metakognition deutlich.

Positive Metakognitionen

In der Metakognitiven Theorie stellen positive metakognitive Überzeugungen die Ursache dafür dar, warum Menschen mit Sorgen-Machen, Grübeln oder Hadern auf spontan auftretende Gedanken, innere Bilder und Gefühle reagieren. Die Identifikation dieser Überzeugungen lassen uns verstehen, was sich eine Person vom Nachdenken verspricht bzw. warum bestimmte Arten und Weisen zu denken ihre Mühe wert sein sollen. Vielleicht wundern Sie sich an dieser Stelle, weil Sie selber Situationen kennen, in denen Sie sich in Sorgen-Machen, Grübeln oder Hadern verstrickt und sich eigentlich gar nichts Gutes davon versprochen haben. Tatsächlich existiert dieser Fall auch. Er tritt dann auf, wenn zum einen der entsprechende Denkprozess in der Vergangenheit bereits recht häufig benutzt wurde und daher stark automatisiert abläuft und wenn zum anderen die betreffende Person über die Zeit erkannt hat, dass sich diese Art des Denkens eben doch nicht lohnt (wie ursprünglich vielleicht einmal angenommen). Sollte also dieser Fall auf Sie zutreffen, dann werden Sie keine positiven Metakognitionen zum Sorgen-Machen oder Grübeln bei sich entdecken können. Auch nur leicht ausgeprägte positive Metakognitionen sollten allerdings durchaus genauer beleuchtet und in Frage gestellt werden. Denn auch jede weiter bestehende leicht ausgeprägte positive Metakognition erhöht die Wahrscheinlichkeit, dass Sie in Ihrem Leben die entsprechende ungünstige Strategie einsetzen und dann durch Sorgen-Machen oder Grübeln Ihr Leben unnötigerweise zusätzlich erschweren!

»Sorgen-Machen hilft mir, auf negative Ereignisse in der Zukunft besser vorbereitet zu sein!«

In der hier formulierten Metakognition stecken verschiedene Aspekte. »Vorbereitet sein« kann bedeuten, dass ich für den Fall, dass mir etwas Unangenehmes geschieht, bereits weiß, was ich dann tun werde. Ich habe mir schon einen Plan B überlegt, den ich dann schnell und geradlinig umsetzen kann. Für andere Menschen meint »Vorbereitet sein« eher ein emotionales Vorbereitetsein. Sie gehen davon aus, dass Sorgen-Machen dazu führt, dass sie ein zukünftiges negatives Ereignis emotional nicht so extrem belasten wird wie ohne diese Denkstrategie. Sie können also durch Sorgen-Machen den emotionalen Super-GAU verhindern. Eine ähnliche Idee verfolgen die sogenannten »Zweckpessimisten«. Sie gehen immer vom Schlimmsten aus, um nicht enttäuscht werden zu können. Stattdessen hoffen sie auf positive Überraschungen. Zu guter Letzt kann ein weiterer Aspekt dieser Metakognition die Überzeugung sein, dass man durch Sorgen-Machen sogar potenzielle negative Ereignisse in der Zukunft verhindern kann. Falls Sie sich in einer dieser Annahmen wiederfinden, dann schauen Sie präzise, welche dieser Varianten auf Sie zutrifft, das heißt welchen potenziellen Gewinn Sie mit Sorgen-Machen verbinden. Und dann lassen Sie uns einen Schritt weitergehen und diese Annahme in Frage stellen.

Hilfreiche Fragen. Wenn Sie zunächst der einfachen Frage nachgehen möchten: »Stimmt meine metakognitive Annahme?«, dann bietet es sich an, mit einer Pro-Kontra-Liste zu beginnen, wie sie oben als Übung zum Ausprobieren angeboten wird.

- Was spricht also dafür, dass Sorgen-Machen eine Strategie ist, durch die ich auf negative Ereignisse in der Zukunft besser vorbereitet bin, und was spricht dagegen? So eine Tabelle könnte folgendermaßen aussehen:

Sorgen-Machen

Pro	**Kontra**
Ich bin emotional auf negative Ereignisse vorbereitet.	Je mehr Sorgen ich mir mache, desto ängstlicher und angespannter werde ich. Manchmal habe ich sogar Kopf- und Nackenschmerzen.
Ich habe schon einen Plan, wie ich auf ein negatives Ereignis reagieren würde.	Ich kann mich schlecht auf etwas anderes als meine Sorgen konzentrieren.
Ich kann negative Ereignisse vermeiden.	Je mehr Sorgen ich mir mache, desto mehr Dinge vermeide ich, die eigentlich ein wichtiger Teil meines Lebens sind.
Ich kann meine Familie vor Gefahren warnen.	Die meisten meiner Sorgen treten nie ein.
	Ich habe Streit mit meiner Familie, weil die von meinen Sorgen genervt ist.
	Es können so viele Dinge passieren, man kann gar nicht alles durchdenken.
	Seit ich mir regelmäßig ausgiebig Sorgen mache, geht es mir eher schlechter als besser.

Gehen Sie jetzt noch einmal die Pro-Argumente durch und prüfen Sie diese sorgfältig. Haben Sie tatsächlich Belege dafür, dass Sorgen-Machen hilft, emotional besser auf negative Ereignisse vorbereitet zu sein? Standen Sie also tatsächlich bei unerwarteten Missgeschicken emotional neben sich, während Sie bei erwarteten Katastrophen relativ cool bleiben konnten? Und wie sieht es mit dem zurechtgelegten Plan B aus: Standen Sie bei unerwarteten Situationen handlungsunfähig da und wussten gar nicht, was Sie nun tun sollten? Ist es Ihnen tatsächlich gelungen, negative Erlebnisse für sich und Ihre Familie zu verhindern, weil Sie sich Sorgen gemacht haben? Würden das auch andere Menschen so einschätzen?

- Sollten Sie bei diesen Fragen zu dem Ergebnis kommen, dass Ihre Pro-Argumente doch nicht hieb- und stichfest sind, dann streichen Sie diese wieder und schauen dann, wie sich die Liste dadurch verändert hat. Welche Seite hat nun letztendlich mehr Gewicht und was sagt das über die obige Metakognition aus?
- Hier ist Platz für Ihre Pro-Kontra-Liste:

Zu prüfende Annahme:

Pro	**Kontra**

Lässt sich die Annahme aus dieser Liste nun anders formulieren?

- Sind tatsächlich keine negativen Ereignisse mehr passiert in Ihrem Leben, seit Sie sich Sorgen machen? Haben Sie also viel weniger Probleme als Menschen, die sich keine Sorgen machen?
- Wie sind die Auswirkungen auf Ihr Gefühlsleben: Geht es Ihnen umso besser, je mehr Sie sich sorgen?
- Es gibt unzählige Gefahren in der Welt, woher wissen Sie, worüber Sie sich Sorgen machen sollen?
- Haben Sie jemals etwas getan, ohne sich vorher Sorgen zu machen? Wie war das Ergebnis?
- Was geschieht mit Ihrer Konzentration, wenn Sie sich Sorgen machen? Könnte es nicht auch sein, dass Sie durch die Konzentration auf einzelne Sorgen viel wichtigere Dinge übersehen? Wie passt das dazu, dass Sorgen-Machen hilfreich sein soll?
- Wie oft sind Situationen tatsächlich exakt so geworden, wie Ihre Sorgen sie vorhergesagt haben? Wenn Ihre Sorgen die Realität verzerren, wie hilfreich sind sie dann?

Verhaltensexperimente. Ein typisches Verhaltensexperiment, um positive Überzeugungen hinsichtlich Sorgen-Machen zu überprüfen, läuft folgendermaßen ab:

ZUM AUSPROBIEREN

Nutzen Sie eine Tabelle mit zwei Spalten (hier im Buch oder selbst gezeichnet). Anschließend denken Sie an ein Ereignis in den nächsten Tagen und machen Sie sich intensiv Sorgen darüber, was Ihnen diesbezüglich Negatives widerfahren könnte. Diese Punkte notieren Sie in der linken Spalte der Tabelle. Anschließend leben Sie weiter Ihren Alltag, bis das entsprechende Ereignis vorbei ist. Nun notieren Sie in der rechten Spalte der Tabelle, was tatsächlich geschehen ist. Sie können jetzt auf einen Blick überprüfen, wie gut oder wie schlecht die Vorhersage Ihrer Sorgen gewesen ist.

Ereignis:

Meine Sorgen	**Das ist geschehen**

Wenn Sorgen-Machen wirklich eine Hilfe sein soll, dann müsste die Vorhersage sehr nah an der Realität liegen. Wenn Sie zwischen Sorgen und Wirklichkeit jedoch große Unterschiede feststellen sollten, dann könnte man provokant sagen, dass Sorgen-Machen hilft, sich auf Situationen vorzubereiten, die tatsächlich nur nie eintreten. Dies ist übrigens die typische Erfahrung von »Sorgen-Profis« (z. B. Menschen, die unter einer Generalisierten Angststörung leiden), wenn sie ihre häufigen und ausgiebigen Sorgenketten auf diese Art und Weise überprüfen.

»Grübeln hilft mir, Antworten auf meine Fragen zu finden!«

Eine derartige positive Metakognition ist typisch für Menschen, die an einer Depression leiden. Sie grübeln häufig über die Frage, warum sie eigentlich krank geworden sind oder was sie tun müssen, um wieder gesund zu werden. Auch wird versucht, alltägliche Probleme immer wieder mit Grübeln zu lösen, wie bspw. die Frage, warum meine Partnerschaft sich so sehr zum Schlechten gewandelt hat oder ich meine Arbeitsstelle verloren habe. Metakognitionen dieser Art sind verknüpft mit der Annahme, dass die Antwort auf die jeweilige Frage mich im Hier und Jetzt in die Lage versetzen würde, mein Leben deutlich besser zu leben. Dann wüsste ich nämlich, wie ich von der Depression gesunden oder meine Partnerschaft beleben und verbessern kann. Aus dem ersten Teil des Buches wissen Sie aber vielleicht noch, dass Grübeln eben ein anderer Denkprozess ist als Problemlösen und dass es ein wesentliches Kriterium von Grübeln ist, dass man eben nicht zu einer Lösung gelangt, so sehr man sich auch anstrengt.

Hilfreiche Fragen. Lassen Sie uns auch hier mit einer Pro-Kontra-Liste beginnen.

- Machen Sie es auch hier wieder so und prüfen Sie die Pro-Argumente genau.
- Für unser Beispiel heißt das: Haben Sie tatsächlich Antworten auf Ihre Fragen gefunden und dementsprechend aus der Vergangenheit gelernt oder handelt es sich dabei eher um eine Hoffnung? Haben Sie jemals etwas entschieden oder getan, ohne dabei Ihre vergangenen Erlebnisse zu berücksichtigen? Welchen Ausgang haben diese Situationen genommen? Streichen Sie wieder die Argumente, die keine Tatsachen darstellen, und betrachten Sie die Tabelle erneut: Was sagt sie nun aus über die obige Metakognition?

Grübeln

Pro	Kontra
Ich setzte mich mit wichtigen Themen auseinander.	Grübeln kostet viel Zeit.
Ich finde (hoffentlich) Antworten auf Fragen.	Wenn ich grübele, verschlechtert sich meine Stimmung.
Ich kann aus der Vergangenheit lernen.	Grübeln ist anstrengend.
Nur wer seine Vergangenheit kennt, kann die Zukunft günstig gestalten.	Wenn ich grübele, kann ich schlecht schlafen.
Ich kann negative Erlebnisse verarbeiten.	Ich verliere andere Dinge aus den Augen.
	Ich finde (trotz eines großen Zeiteinsatzes) keine Antworten auf meine Fragen

Wie lange grübeln Sie schon über Ihre Probleme? Wie lange wird es noch dauern, bis Sie zu einer Lösung kommen? Müssen Sie vielleicht noch intensiver grübeln?

- Wie wirkt sich Grübeln auf Ihre Stimmung und Ihr Wohlbefinden aus? Wenn sich Ihre Stimmung verschlechtert: Wie kann Grübeln dann eine Hilfe sein, die Depression zu überwinden?
- Hilft Ihnen Grübeln, Ihre Situation in ausgewogener Weise einzuschätzen?
- Ist es möglich, sich aus einem Loch auszugraben? Falls nein, was bedeutet das für Sie und Ihr Grübeln im übertragenen Sinne?
- Würden Sie anderen Menschen in schwierigen Lebenssituationen empfehlen zu grübeln, um ihre Probleme zu lösen? Falls nein: Warum nicht?

Verhaltensexperimente. Auch beim Grübeln bietet sich ein Experiment an, das übrigens auch sehr gut mit Sich-Sorgen-Machen durchgeführt werden kann: Grübeln Sie einen Tag lang besonders ausgiebig und intensiv und stellen Sie den darauffolgenden Tag das Grübeln bestmöglich ab, z. B. wieder durch die Anwendung des Gedankenaufschubs.

Wie war Ihre Stimmung an den beiden Tagen?

An welchem Tag haben Sie mehr Probleme lösen und Dinge erledigen können?

Was sagt das aus über die Nützlichkeit des Grübelns?

»Wenn ich die Aufmerksamkeit auf ... richte, bin ich sicher!«

Im ersten Kapitel des Buches haben wir bereits die Fähigkeit der Aufmerksamkeitslenkung angesprochen und diverse Beispiele dafür gegeben, wie man diese Fähigkeit auch zum eigenen Nachteil einsetzen kann. Betroffene, die dies so tun, tragen Wells (2011) zufolge hingegen die metakognitive Überzeugung in sich, dass ihre spezielle Form der Aufmerksamkeitslenkung von Vorteil ist, weil sie für Sicherheit sorgt.

Hilfreiche Fragen. Die folgenden Fragen können eine Hilfe darstellen, eine derartige Metakognition in Frage zu stellen.

- Woher wissen Sie, auf welche der vielen potenziellen Gefahren Sie Ihre Aufmerksamkeit richten müssen?
- Wie wirkt es sich auf Ihr Wohlbefinden aus (z. B. das Gefühl von Angst), wenn Sie permanent auf subjektiv erlebte Gefahren achten?
- Können Sie eine Situation ausgewogen beurteilen, wenn Sie nur auf Bedrohungen achten?
- Kann es nicht gerade dadurch, dass Sie ausgiebig auf eine bestimmte Sache achten, sein, dass Sie andere wichtige (und vielleicht gefährlichere) Dinge nicht bemerken?
- Wie gut können Sie alltägliche Dinge (wie Ihre Arbeit) verrichten, wenn Sie Ihre Aufmerksamkeit wieder und wieder auf subjektiv empfundene Bedrohungen richten (z. B., ob das Herz noch richtig schlägt oder die Kollegen Ihnen Böses wollen)?

Verhaltensexperimente. Ein Verhaltensexperiment, das die Effekte von Aufmerksamkeitslenkung erlebbar macht, können Sie auf die folgende Art und Weise durchführen. Wenn Sie das nächste Mal durch die Stadt gehen, achten Sie bitte gezielt und genau auf Anzeichen, dass es sich bei den Ihnen begegnenden Personen um potenzielle Gewalttäter handeln könnte. Prüfen Sie also die Entgegenkommenden genau. Zu einem späteren Zeitpunkt oder am Folgetag hingegen gehen Sie durch die Stadt und achten Sie bitte gezielt auf Anzeichen dafür, dass Sie unter den anderen Passanten sicher sind.

Wie wirken sich die beiden Vorgehensweisen auf Ihr Gefühlsleben aus?

Was sagt das aus über den Einsatz einer solchen Strategie in einer Umgebung, die die meisten Menschen als (relativ) sicher bewerten würden?

Das eigene metakognitive Profil entdecken

Wenn Sie das Buch bis zu dieser Stelle gelesen haben, dann kennen Sie wesentliche Ideen der Metakognitiven Theorie. Wenn wir hier vom eigenen metakognitiven Profil sprechen, dann meinen wir damit

- ggf. vorhandene Strategien des kognitiven Aufmerksamkeitssyndroms, also Denk- und Aufmerksamkeitsprozesse (sowie damit in Beziehung stehende Verhaltensweisen), die das Leben zusätzlich erschweren und zusätzliches Leiden produzieren.
- die Metakognitionen, die für die Strategien und die Aufrechterhaltung des kognitiven Aufmerksamkeitssyndroms verantwortlich sind.

Mein kognitives Aufmerksamkeitssyndrom – Indikatoren. Jeder kennt wohl Lebenssituationen, in denen Strategien des kognitiven Aufmerksamkeitssyndroms aufgetreten sind, und auch Situationen, in denen er unter diesen Strategien zusätzlich gelitten hat.

Fallen Ihnen vielleicht jetzt, wo Sie diese Zeilen lesen, bereits einige persönliche Situationen ein?

Dann können Sie direkt beginnen, diese Situationen metakognitiv zu beleuchten.

Hinweise auf derartige Situationen sind beispielsweise:

- sich in den eigenen Gedanken gefangen gefühlt zu haben
- sich deutlich schlechter gefühlt zu haben, als andere Menschen sich in einer vergleichbaren Situation gefühlt hätten
- eine übermäßig lange Beschäftigung mit einem Thema (oft ohne befriedigendes Ergebnis)
- Probleme, sich mit dem eigenen Lebensalltag zu beschäftigen, weil man mit der Aufmerksamkeit an einer anderen Sache »klebt«
- körperliche Symptome (z. B. Verspannungen, Nervosität oder Schlafprobleme)
- Verhaltensweisen, die das eigene Leben einschränken oder erschweren (wie das Vermeiden von Situationen oder der regelmäßige Konsum von Alkohol)
- unangenehme Reaktionen von anderen Personen (z. B. Freunde oder Kollegen, die genervt reagieren, weil man »schon wieder und zum 100. Mal über ein bestimmtes Thema reden will« oder sich zum wiederholten Male rückversichert)

Meine Analyse problematischer Situationen – hilfreiche Fragen. Um das eigene metakognitive Profil zu erkennen, benötigen Sie eine Analyse Ihrer problematischen Situationen. Die folgenden Fragen sind in dieser Hinsicht hilfreich:

GENAU HINSCHAUEN

- Als Sie in dieser Situation waren, was passierte da mit Ihrem Denken? Haben Sie sich Sorgen gemacht, gegrübelt oder gehadert? Wie lange dauerte das an?
- Haben Sie verstärkt Ihre Aufmerksamkeit auf Dinge gerichtet, die Sie bekümmert haben? Welche waren das?
- Hat sich auch Ihr Verhalten verändert? Haben Sie irgendetwas getan, um Ihre Gedanken und Gefühle zu beeinflussen? Was war das? Waren diese Strategien tatsächlich hilfreich oder gehörten sie zum kognitiven Aufmerksamkeitssyndrom?
- Haben Sie versucht, bestimmte Gedanken nicht zu denken oder zu vermeiden?
- Hat Sorgen-Machen, Grübeln oder Hadern irgendwelche Vorteile? Welche?

- Auf welche Art ist es hilfreich, wenn Sie Ihre Aufmerksamkeit auf die entsprechenden Dinge lenken?

____

____

- Glauben Sie, dass Sie Grübeln (und Hadern) oder Sich-Sorgen-Machen steuern können?

____

- Was könnte schlimmstenfalls passieren, wenn Sie weiterhin so denken (und fühlen) würden?

____

____

Fragebögen. Derartige Analysen von problematischen Situationen sind selbstverständlicher Teil jeder metakognitiven Therapie. Sie mögen diese Art Fragen jedoch recht ungewohnt und im ersten Moment regelrecht merkwürdig finden. Wir haben Ihnen aus diesem Grund am Ende des Buches einige Fragebögen zusammengestellt, die einfache Hilfsmittel darstellen, wenn man sich metakognitiv besser kennenlernen möchte. Die Materialien wurden von Adrian Wells (2011) entwickelt. Für alle Fragebögen und Skalen gilt grundsätzlich: Je niedriger die von Ihnen angegebenen Werte, desto geringer sind das kognitive Aufmerksamkeitssyndrom und die entsprechenden Metakognitionen bei Ihnen ausgeprägt!

Der Fragebogen »CAS-I« (CAS = Cognitive Attentional Syndrome/Kognitives Aufmerksamkeitssyndrom, AB 3) bietet einen Überblick über häufig vorkommende Aspekte des kognitiven Aufmerksamkeitssyndroms sowie der zugehörigen Metakognitionen. Er wäre der Bogen der Wahl, wenn Sie einfach neugierig schauen möchten, ob es bei Ihnen Anhaltspunkte für ungünstige Strategien und Metakognitionen gibt.

Der Fragebogen zu Metakognitionen (MCQ-30 = Metacognitions Questionnaire 30, AB 1) bezieht sich ausschließlich auf das Thema »Sorgen-Machen«. Hier finden Sie sowohl typische positive als auch negative Metakognitionen sowie weitere Subskalen, die versuchen, Ihr Vertrauen in die eigenen Fähigkeiten, das Bedürfnis, Gedanken zu kontrollieren sowie den Aspekt der kognitiven Selbstaufmerksamkeit abzubilden. Ein weiterer Fragebogen, der sich ebenfalls nur auf den Prozess des Sorgen-Machens bezieht, aber deutlich kürzer ist, ist der sogenannte Meta-Sorgen-Fragebogen (MWQ = Meta-Worry Questionnaire, AB 2). Er enthält ausschließlich einige relevante Metakognitionen für diesen speziellen Denkprozess.

Des Weiteren finden Sie am Ende des Buches Fragebögen, die verschiedenen psychischen Störungsbildern zugeordnet sind. Sie fragen also Aspekte des kognitiven Aufmerksamkeitssyndroms und der entsprechenden Metakognitionen ab, die erfahrungsgemäß bei diesen Störungsbildern häufig vorkommen. Diese Bögen sind nicht geeignet, um psychische Störungen zu diagnostizieren! Sollten Sie den Verdacht haben, unter einer psychischen Störung zu leiden, dann ist es unerlässlich, sich in fachärztliche oder psychotherapeutische Hände zu begeben, um eine fundierte Diagnostik durchführen zu lassen und ggf. eine Behandlung zu planen.

Wenn Sie durch die obigen Fragen oder durch die genannten Fragebögen erkennen sollten, dass Sie durchaus in verschiedenen Lebenssituationen auf die Denkstrategien »Sorgen-Machen«, »Grübeln« und »Hadern« zurückgreifen, wenn Sie bemerkt haben sollten, dass Sie gelegentlich auch Ihre Aufmerksamkeit so lenken, dass es eigentlich zu Ihrem Nachteil ist, und wenn Ihnen damit in Verbindung stehende Verhaltensweisen aufgefallen sind, die Ihr Leben maximal kurzfristig verbessern, langfristig aber zusätzlich belasten, dann kann dieses Buch einen besonderen Nutzen für Sie entfalten. Wenden Sie sich in diesem Fall auch Ihren metakognitiven Überzeugungen zu und beginnen Sie die vorgestellten Veränderungstechniken des vorhergehenden Kapitels einzusetzen und zu trainieren. Und falls Sie nicht zu einem befriedigenden Ergebnis kommen sollten, dann bleibt Ihnen immer noch die Möglichkeit, sich an eine Psychotherapeutin oder einen Psychotherapeuten zu wenden, die/der in Metakognitiver Therapie ausgebildet sind. Sie werden Ihnen sicher helfen können, einen oder auch mehrere Veränderungsschritte zu gehen. Hinweise zur Suche von entsprechenden Fachleuten finden Sie ebenfalls unter »Weiterlesen« am Ende des Buchs.

Die Dinge tun, die wir eigentlich tun wollen und sollten

In diesem Kapitel ging es hauptsächlich darum, wie man problematische Denkprozesse wie Grübeln und Sich-Sorgen-Machen reduzieren kann. Ein weiteres Ziel war es, Aufmerksamkeitsprozesse bewusst und gezielt steuern zu können, um sich den Dingen zuwenden zu können, die eigentlich wichtig sind. Für die

Veränderung beider Prozesse ist eine Veränderung ihrer Steuerungsebene, der Ebene der Metakognitionen, unerlässlich, und auch hier wurden verschiedene Vorgehensweisen vorgestellt.

Im Alltag ist dieses Kapitel eine Hilfe, um das vermeintlich wichtige und hilfreiche, tatsächlich aber problematische Grübeln und Sich-Sorgen-Machen zu überprüfen, (wieder) selbstbestimmt zu steuern und abzustellen. Hier stellt sich für jeden zwangsläufig die Frage, was denn die sinnvollere Alternative zu diesen Prozessen des kognitiven Aufmerksamkeitssyndroms darstellt. Es ist wichtig, für sich zu erkennen und festzulegen, welche diese hilfreicheren und damit eben auch wichtigeren Dinge sind, damit sie dann das kognitive Aufmerksamkeitssyndrom ersetzen können.

Nur ein einfaches Beispiel: Wenn Frau Grübelviel der Meinung ist, dass Grübeln wichtiger ist und sie weiterbringt als ein guter Schlaf, warum sollte sie dann den Weg gehen, der in diesem Kapitel skizziert wurde? Dieser Weg ist neu und teilweise auch anstrengend, vor allem aber ist er ungewohnt. Die metakognitiven Strategien bieten große Chancen, das eigene Wohlbefinden zu verbessern, man muss allerdings bereit sein, vieles scheinbar Selbstverständliche zu hinterfragen und Neues zu erproben. Ein Abstellen des Grübelns bei Frau Grübelviel könnte beispielsweise die Schlafdauer verlängern. Sie könnte sich aber auch entscheiden, vor dem Einschlafen noch etwas zu lesen, weil Lesen ihr eigentlich Freude macht. Oder sie denkt darüber nach, wie sie sich den nächsten Tag möglichst angenehm und schön machen kann. Die Möglichkeiten sind zahlreich und es ist eine ganz persönliche Entscheidung für jeden, ob und was eine bessere Alternative zum kognitiven Aufmerksamkeitssyndrom darstellt. Die vorgestellten Techniken sollen Ihnen dabei behilflich sein, den Weg einzuschlagen, den sie persönlich auch gehen möchten.

Wenn Sie die in diesem Kapitel beschriebenen Schritte jedoch für eine Veränderung genutzt haben, so wissen Sie nun auch, wie Sie in Zukunft anders mit problematischen Situationen umgehen können und werden. Um diese neuen Pläne »vor Augen zu haben«, können Sie das Arbeitsblatt »Neue Pläne für die kognitive Verarbeitung« (AB 9) nutzen. Es bietet eine prägnante Gegenüberstellung Ihrer bisherigen Denk-, Aufmerksamkeits- und Verhaltensmuster mit den neuen Wegen, die Sie sich gerade aneignen.

Anwendung bei einzelnen Störungsbildern

Die metakognitiven Strategien können nicht nur für gesunde Menschen hilfreich sein, die bei sich gelegentlich problematische Grübel- und Sorgenprozesse beobachten, aber nur in einem begrenzten Ausmaß darunter leiden. Die Metakognitive Therapie hat auch bereits bei zahlreichen psychischen Störungsbildern ihre Wirksamkeit gezeigt. In diesem Kapitel sollen einige dieser Therapieansätze sowie die entsprechenden metakognitiven Störungsmodelle kurz präsentiert werden. Dadurch soll ein erster Eindruck entstehen, wie eine Metakognitive Therapie ablaufen würde, und es soll besser möglich sein, diese Behandlungsform von anderen psychotherapeutischen Vorgehensweisen zu unterscheiden. Wer allerdings ein noch fundierteres und umfassenderes Verständnis der Metakognitiven Therapie wünscht, den möchten wir auf die entsprechende Fachliteratur verweisen.

Professionelle Hilfe in Anspruch nehmen

Es ist an dieser Stelle sehr wichtig zu betonen, dass jemand, der die im weiteren Verlauf beschriebenen Symptome einzelner Störungen bei sich zu erkennen meint, unbedingt therapeutische Hilfe aufsuchen sollte. Dieses Buch kann nur einen ersten Einblick in psychische Störungsbilder und metakognitive Behandlungsstrategien bieten. Besteht der Verdacht, dass eine Störung aufgetreten ist, bedarf es für eine fundierte Diagnostik und gegebenenfalls für eine Behandlungsplanung professioneller Unterstützung – es würde ja auch niemand auf die Idee kommen, eine Blinddarmentzündung oder einen Knochenbruch selbst zu behandeln.

3.1 Depression

Symptomatik

Stellen Sie sich vor, Ihnen würden sowohl die Freude als auch die Kraft fehlen, auch nur die kleinsten alltäglichen Dinge in Angriff zu nehmen. Sie fühlen sich müde und schlapp, auch der Schlaf (wenn Sie überhaupt schlafen können) ist nicht erholsam. Sie wissen nicht, wie es zu diesem Zustand gekommen ist, denken viel darüber nach, aber so viel Sie auch grübeln und nach den Ursachen forschen, es geht Ihnen nicht besser und Sie finden keine Antworten. Die Tage verlaufen trist und eintönig, Sie ziehen sich immer mehr zurück, um sich zu schonen, und achten sehr darauf, wie Sie sich fühlen, wie Ihre Energiereserven sind, und Sie fragen sich, wie es weitergehen kann. Schrittweise schwindet auch der Selbstwert und es kommt gelegentlich die Frage auf, wofür Sie eigentlich noch leben … So oder so ähnlich beschreiben Menschen ihre Situation, wenn sie unter einer Depression leiden.

BEISPIEL

Herr Grübelviel kann schon seit Wochen nicht mehr gut schlafen. Immer wird er nachts wach und dann kommen sie, die Fragen, die ihn doch so quälen und auf die er endlich eine Antwort braucht, damit es ihm wieder besser geht. Jeden Morgen fühlt er sich wie gerädert und kommt kaum aus dem Bett. Aber auch im Tagesverlauf drängen sich die Fragen immer wieder auf, dann kann er sich nicht konzentrieren. Mittlerweile bleibt deswegen auch Arbeit liegen. Bisher ist es ihm aber leider nicht gelungen, die Fragen zu beantworten: Warum geht es ausgerechnet ihm so schlecht, was hat er bloß in seinem Leben falsch gemacht? Es ist aber doch so wichtig, die Fragen zu beantworten, wie soll es ihm denn sonst jemals wieder besser gehen? Und was, wenn es immer so weitergeht? Was soll dann aus ihm und seiner Familie werden? Diese Sorgen treten jetzt auch noch auf! Er hat schon alles versucht, um aus dem Loch herauszukommen, hat sich abgelenkt, hat versucht, nicht mehr an die ganzen Probleme zu denken, aber immer kommen sie wieder. Langsam hat Herr Grübelviel den Eindruck, dass er verrückt wird …

Depressionen gehören zu den häufigsten psychischen Störungen. Ungefähr 20 % aller Menschen erleiden zumindest einmal in ihrem Leben eine depressive Episode.

Die Symptome der sogenannten Major Depression (der häufigsten Form der Depression, bei der die Betroffenen eine oder mehrere depressive Episoden in ihrem Leben erleiden) sind im Folgenden nochmals zusammengefasst, welche sich an dem in der Medizin üblichen Diagnosesystem ICD-10 (»International Classification of Diseases«, dt. »Internationale Klassifikation von Erkrankungen«) der Weltgesundheitsorganisation orientiert. So haben Sie einen Überblick, wonach Therapeuten in einem ersten Gespräch fragen, um die richtige Diagnose zu stellen und um diese dann mit Ihnen zu besprechen.

Major Depression

Gleichzeitiges Vorliegen von mindestens zwei der folgenden Symptome über mindestens zwei Wochen:

- Depressive Stimmung in einem für die Betroffenen deutlich ungewöhnlichen Ausmaß über die meiste Zeit des Tages
- Verlust des Interesses oder der Freude an normalerweise angenehmen Aktivitäten
- Verminderte Energie und erhöhte Ermüdbarkeit

Zusätzlich mindestens zwei Symptome bis zu einer Gesamtzahl von vier (leichte Episode) bis acht (schwere Episode) aus der folgenden Gruppe:

(1) Konzentrations- und Aufmerksamkeitsprobleme
(2) Verlust des Selbstvertrauens oder des Selbstwertgefühls
(3) Schuld- und Wertlosigkeitsgefühle
(4) Negatives Zukunftsdenken und Pessimismus
(5) Selbstverletzung, suizidale Handlungen oder Gedanken an Suizid
(6) Schlafstörungen jeder Art
(7) Appetitverlust

Eventuell somatisches Syndrom, das folgende typische Merkmale aufweisen kann:

(1) Verlust von Freude oder Interesse
(2) Mangelnde Reaktionsfähigkeit auf positive Ereignisse
(3) Mindestens zwei Stunden zu frühes Erwachen
(4) Morgentief
(5) Psychomotorische Hemmung oder Agitiertheit
(6) Appetitverlust
(7) Gewichtsverlust
(8) Libidoverlust

Das metakognitive Störungsmodell der Depression

Das kognitive Aufmerksamkeitssyndrom besteht bei der Depression aus Grübeln, Sich-Sorgen-Machen sowie Bedrohungsmonitoring (das heißt das Richten der Aufmerksamkeit auf subjektiv erlebte Gefahren) und damit in Verbindung stehenden Verhaltensstrategien, die die Situation des Betroffenen zusätzlich erschweren (z. B. das Trinken von Alkohol, um die Stimmung zu verbessern, das Einstellen von Aktivitäten oder sozialer Rückzug). Dabei stellt das intensive Grübeln eindeutig das zentrale Element dar, welches die depressive Symptomatik aufrechterhält und intensiviert. Wie kann man sich das nun vorstellen?

Bei einer Depression kommt es nicht nur zu einer Verschlechterung der Stimmung, sondern auch zum Auftreten weiterer Symptome, zum Beispiel zu Konzentrations- oder Schlafstörungen. Das Grübeln stellt aus Sicht der Betroffenen häufig den Versuch dar, die Situation zu verstehen und auf Basis dieser Erkenntnis einen Ausweg zu suchen (positive Metakognition: »Grübeln hilft mir, meine Situation zu verstehen und einen Ausweg zu finden«). Das Problem an dieser Strategie ist jedoch zum einen, dass Grübeln ungeeignet ist, um eben diesen Ausweg zu finden, weil Grübeln sich im Kreis dreht und keine guten Ergebnisse produziert (im Unterschied zu Problemlösen, vgl. Kap. 1). Zum anderen wirkt sich das Grübeln unglücklicherweise auch noch negativ auf die verschiedenen Symptome der Depression aus, indem es diese aufrechterhält und sogar verstärkt. Dadurch verlängert und intensiviert Grübeln das Leiden der Betroffenen und erschwert es deutlich, sich um die weiteren wichtigen Dinge im Leben zu kümmern. Durch das »sich verselbstständigende« Grübeln entsteht bei den Betroffenen zudem mehr und mehr der Eindruck, dass sie die Kontrolle über sich verlieren (negative Metakognition: »Grübeln ist unkontrollierbar«) und damit der Depression hilflos ausgeliefert sind. Ein weiterer Aspekt sind dann die häufig zusätzlich auftretenden Sorgen um die Zukunft, die anfangs natürlich auch nachvollziehbar sind – jeder Mensch der schwer erkrankt ist, fragt sich schließlich, wie es weitergehen wird … Durch das wiederum intensive und vergebliche Sich-Sorgen-Machen entstehen jedoch Ängste und der Eindruck der Hoffnungs- und Hilflosigkeit wird zusätzlich verstärkt.

Sind sie erst einmal in der Depression »gefangen«, so richten die Betroffenen ihre Aufmerksamkeit auf ihr Inneres, ihr Erleben und Empfinden, und nehmen dadurch Defizite sehr genau oder sogar verstärkt wahr. Dadurch wird erneut die depressive Symptomatik zusätzlich verstärkt.

Bei dem so entstandenen Leiden ist es nur logisch, dass Betroffene auch auf der Verhaltensebene versuchen, verschiedene Dinge zu tun, die helfen sollen, das Wohlbefinden zu verbessern und das Grübeln abzustellen. Häufig findet sich in diesem Zusammenhang das Einnehmen einer »Schonhaltung«. Mit dieser versuchen sie, die verbliebenen Kräfte zu schonen und die Genesung zu fördern. Aktivitäten werden genauso reduziert wie soziale Kontakte, und es wird zunehmend mehr Zeit im Bett verbracht. Leider wird auch durch dieses Verhalten die depressive Symptomatik eher verstärkt als vermindert. Nichts gelingt mehr, und der Eindruck, dass man sich in einer ausweglosen Situation befindet und das Leben immer weniger lebenswert ist, nimmt zu.

Behandlung der Depression durch Metakognitive Therapie

In der Metakognitiven Therapie der Depression werden entsprechend dem Störungsmodell die zentralen aufrechterhaltenden Mechanismen angegangen. Dabei handelt es sich um das Erkennen und die Veränderung der Grübel- und Sorgen-Prozesse (und die damit zusammenhängenden negativen und positiven Metakognitionen), die Veränderung der Aufmerksamkeitslenkung auf inneres Erleben und der Abbau von Verhaltensweisen, die die Depression zusätzlich verschlimmern (wie z. B. die oben beschriebene Schonhaltung).

Individuelles Störungsmodell. In einem ersten Schritt wird für den Patienten, hier am Beispiel von Herrn Grübelviel, ein individuelles Störungsmodell entworfen, das die oben beschriebenen Zusammenhänge abbildet. Dieses könnte nach Wells (2011) wie in der folgenden Darstellung aussehen.

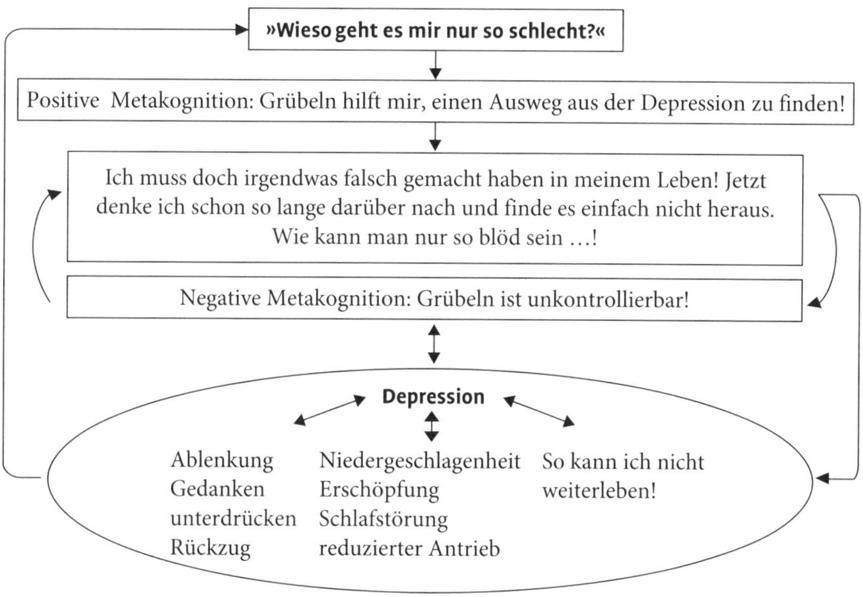

Abbildung 3 Das metakognitive Modell der Depression (nach Wells, 2011) am Beispiel von Herrn Grübelviel

Verändern der negativen Metakognitionen und Reduktion des kognitiven Aufmerksamkeitssyndroms. Nachdem dieses Modell erarbeitet ist, werden im nächsten Schritt die negativen Metakognitionen (z. B. »Ich habe keine Kontrolle über das Grübeln« oder »Grübeln ist ein Zeichen dafür, dass ich krank bin«) mit den im Veränderungsteil beschriebenen Mitteln bearbeitet. Wichtig ist hierbei, dass die betroffenen Menschen in diesem Schritt wieder lernen, dass Sie durchaus die Kontrolle darüber haben, welchen automatischen Gedanken oder Dingen in der Außenwelt sie sich zuwenden und welchen nicht.

Hierbei kann es hilfreich sein, das Prinzip der losgelösten Achtsamkeit kennenzulernen und die damit verbundene »Beobachterperspektive« in Bezug auf die eigenen Gedanken einnehmen zu können. Dies führt häufig zu einem gelasseneren und weniger anstrengenden Umgang mit den eigenen Gedanken. Die Metakognitive Therapie ist aber auch ohne die Anwendung der losgelösten Achtsamkeit wirksam.

Wesentlich wichtiger als die losgelöste Achtsamkeit erscheint bei der Depressionsbehandlung hingegen das Aufmerksamkeitstraining. Dies soll die Menschen befähigen, die flexible Kontrolle über die Aufmerksamkeitslenkung zurückzugewinnen. Bei depressiven Menschen kommt es häufig dazu, dass die gesamte Aufmerksamkeit auf den Symptomen und Warnsignalen der depressiven Symptomatik ruht. Die Aufmerksamkeit ist also pausenlos auf die eigene Person gerichtet. Positive Hinweise auf Veränderung oder Besserung werden dadurch gar nicht mehr wahrgenommen. Auch wird es immer schwieriger, die Aufmerksamkeit auf Dinge zu richten, die außerhalb der eigenen Person liegen, wie zum Beispiel das Lesen eines Buches. Können diese Menschen ihre Aufmerksamkeit durch das entsprechende Training wieder flexibler steuern, so ist dies ein wirksamer Weg, diese Art von »Bedrohungsmonitoring«, also dem Richten der Aufmerksamkeit auf empfundene Bedrohungen, zu vermindern. Es wird wieder möglich, sich von Gedanken und Gefühlen abzuwenden und stattdessen die Aufmerksamkeit auf Dinge zu richten, die im Leben wichtig (z. B. das Erledigen von Pflichten) oder angenehm sind (z. B. sich mit einem Freund unterhalten oder einen Film schauen).

Durch das schrittweise Zurückgewinnen der Kontrolle über Denk- und Aufmerksamkeitsprozesse können die Betroffenen Grübeln und Sorgen-Machen immer mehr reduzieren. Dies wirkt sich positiv auf die depressive Symptomatik aus. Gleichzeitig entsteht freigewordene Zeit, die dann gezielt dafür genutzt werden kann, das Leben zurückzuerobern, indem Schritt für Schritt wieder Verhaltensweisen in das Leben integriert werden, die tatsächlich hilfreich für die Bewältigung des Lebensalltags sind oder das Leben bereichern.

Verändern der positiven Metakognitionen. In einem weiteren Schritt werden anschließend die positiven metakognitiven Überzeugungen (z. B. »Das Grübeln hilft mir, die Symptome besser zu verstehen und wichtige Fragen zu beantworten«) kritisch hinterfragt und reduziert. Gegebenenfalls überlegt man sich nun neue Wege, wie die Betroffenen die Ziele erreichen können, die sie mithilfe von Grübeln erreichen wollten.

Sind diese wichtigen Schritte erfolgreich durchlaufen, so wird die depressive Symptomatik durch die wiedererlangte Kontrolle über Denken, Aufmerksamkeitslenkung und das eigene Verhalten deutlich reduziert, im besten Fall sogar verschwunden sein.

Rückfallprophylaxe. Im Rahmen der Rückfallprophylaxe werden Strategien besprochen, wie die Patienten und Patientinnen bei einem erneuten Auftreten depressiver Symptome und depressiogener metakognitiver Prozesse reagieren können. Oder anders ausgedrückt: Wie sollten sich die Betroffenen verhalten, wenn erneut Grübel- und Sorgenprozesse und die damit verbundenen typischen Symptome »aufflammen«? Hierzu ist es hilfreich, Auslöser des Grübelns, wie bestimmte automatische Gedanken, Gefühle oder körperliche Symptome, in einer Liste zu erfassen und die in der Therapie erarbeiteten neuen Denk-, Aufmerksamkeits- und Verhaltensstrategien noch einmal konkret zu formulieren. So könnte bei wiederauftretenden Grübelprozessen der Gedankenaufschub angewendet werden oder bei der vermehrten Beobachtung unspezifischer körperlicher Symptome die Aufmerksamkeit bewusst weg vom eigenen Körper und hin zu den jeweiligen Tätigkeiten gebracht werden. Auch könnte bewusst eine Entscheidung gegen »Schonverhalten« und für die Umsetzung der geplanten Tagesstruktur getroffen werden, z. B. bei Müdigkeit trotzdem aufstehen, keine Verabredungen absagen, um Kräfte zu sammeln, oder zur Arbeit gehen. Am Ende des Buchs finden Sie AB 9 »Neue Pläne für die kognitive Verarbeitung«, das Ihnen bei der Umsetzung des neuen Weges behilflich sein kann.

BEISPIEL

Herr Grübelviel hat sich nach Monaten der Quälerei doch entschlossen, einen Therapeuten in Anspruch zu nehmen, alleine kam er aus den Grübelschleifen nicht heraus. Die Hoffnung war, dass der Therapeut ihm vielleicht wenigstens die wichtigsten Fragen beantworten könnte oder ihm dabei hilft, die Antworten zu finden. Zuerst war es dann etwas merkwürdig, dass der Therapeut so intensiv über das Grübeln sprach, aber die Frage »Was wäre, wenn Sie selber bestimmen könnten, wann Sie Grübeln?« hatte ihm schon begreiflich werden lassen, dass ihn das Grübeln doch sehr angestrengt hatte und für viele Symptome wie Erschöpfung, Schlafstörung und Antriebsschwäche mitverantwortlich war. Das Grübeln in den Griff zu bekommen wäre vielleicht doch ein Schritt in die richtige Richtung. Das Grübel-Aufschub-Experiment hatte ihm nach entsprechendem Training zunehmend ermöglicht, selber den Zeitpunkt des Grübelns zu bestimmen, und interessanterweise hatte er immer häufiger dann zu dem späteren Zeitpunkt gar keine Lust mehr gehabt, zu grübeln, obwohl die Fragen doch vorher so wichtig erschienen waren. Die Gespräche über den Umgang mit den Gedanken und dass es weniger darauf ankommt, was man für Gedanken hat, sondern eher darauf, wie man mit ihnen umgeht, boten eine ganz neue Sichtweise. Als er dann auch noch regelmäßig das Aufmerksamkeitstraining durchführte, gelang es ihm in zunehmendem Maße, sich wieder mit den Dingen zu beschäftigen, die ihm eigentlich wichtig sind und das Leben leichter und lebenswerter machen. So begann er, zu einigen alten Freunden wieder Kontakt aufzunehmen und nach der langen Krankschreibung schrittweise ins Berufsleben zurückzukehren. Das Grübeln, das ihm so wichtig für die Beantwortung seiner Fragen erschienen war, war wohl doch keine so wirksame Strategie, schließlich hatte er unendlich lange nachgedacht, ohne jemals wirklich eine Antwort zu finden. Für die Zukunft hat sich Herr Grübelviel jetzt vorgenommen, auf »wichtige Fragen« und Grübelprozesse anders zu reagieren. Erst einmal wird er diese »Grübelfallen« jetzt schneller wahrnehmen können. Und wenn sich die Beschäftigung mit seinen Fragen beim zweiten Hinsehen doch als nicht so hilfreich herausstellt, dann wird er das Nachdenken beenden und andere Wege einschlagen, um Antworten auf seine Fragen zu erhalten bzw. sich um sein Leben zu kümmern.

Wichtige therapeutische Maßnahmen. Der Fall von Herrn Grübelviel ist natürlich nur ein Beispiel. Hier nochmals die allgemeinen, aus metakognitiver Sicht wichtigen therapeutischen Interventionen:

- Erarbeitung eines individuellen Störungsmodells
- Übung des Aufmerksamkeitstrainings ATT und der losgelösten Achtsamkeit
- Überprüfung der negativen metakognitiven Überzeugungen (z. B. »Grübeln ist unkontrollierbar! Grübeln macht mich krank!«) und Beginn der Reduktion des kognitiven Aufmerksamkeitssyndroms
- Überprüfung der positiven metakognitiven Überzeugungen (z. B. »Durch Grübeln kann ich Antworten auf wichtige Fragen finden. Das Grübeln ist hilfreich, um aus dieser Situation herauszukommen.«)

- Aufgeben des Sich-selbst-Beobachtens (verstärktes Wahrnehmen von Stimmung und Müdigkeit als »Warnsignal« für eine Depression) und von nichthilfreichen Bewältigungsstrategien (z. B. sich schonen, »um wieder zu Kräften zu kommen«, sozialer Rückzug oder Ablenkung)
- Erarbeitung eines hilfreichen Umgangs mit den Auslösern von Grübeln

Unterschiede zu anderen Behandlungsstrategien

Die Kognitive Verhaltenstherapie stellt zum gegenwärtigen Zeitpunkt den »Goldstandard« in der Behandlung der Depression dar. Einer der wichtigsten Unterschiede der Metakognitiven Therapie zur Kognitiven Verhaltenstherapie besteht darin, dass der Behandlungsschwerpunkt und Gegenstand der Gespräche mit den Patientinnen und Patienten niemals deren negativ verzerrten Sichtweisen sind, die sich in ihren Gedanken ausdrücken. Adrian Wells geht nicht davon aus, dass diese verzerrten Inhalte, also das, was depressive Patienten denken (und dementsprechend fühlen), das eigentliche Problem darstellen. Stattdessen stellt sein Ansatz die Art und Weise, wie depressive Patienten mit ihrer Fähigkeit des Denkens und Aufmerksamkeitlenkens auf ihre negativ verzerrten Gedanken und die damit einhergehenden Gefühle reagieren, in den Mittelpunkt der Behandlung. »Dysfunktionale« (d. h. das Leiden aufrechterhaltende und intensivierende) Prozesse werden gestoppt und die dadurch erreichte Besserung der Symptomatik genutzt, um hilfreiche Wege zu etablieren, mit denen man das Leben wieder in den Griff bekommen und lebenswert gestalten kann.

Anschaulich wird die Begründung für diese Vorgehensweise vielleicht an dem folgenden Beispiel: Eine depressive Patientin hat bereits seit mehreren Wochen darüber nachgegrübelt, warum es ausgerechnet immer sie erwischt, was sie in ihrem Leben falsch gemacht hat, und ob die Depression nicht einfach (nur) die gerechte Strafe für sie ist. Eine Antwort hat sie bisher nicht gefunden. Ansatz in der Metakognitiven Therapie ist es nun nicht, mit der Patientin gemeinsam den Versuch zu intensivieren, diese Fragen befriedigend zu beantworten oder diesbezüglich verzerrte Gedanken zu identifizieren und in hilfreiche zu verwandeln. Denn gerade diese Beschäftigung, dieses anstrengende Grübeln über schmerzhafte Inhalte, wird in der Metakognitiven Theorie als der wesentliche aufrechterhaltende und intensivierende Faktor der depressiven Symptomatik gesehen. Vielmehr soll der Patientin ermöglicht werden, die Kontrolle über diese problematischen Prozesse (Grübeln und Sich-Sorgen-Machen) wiederzuerlangen, sie zu reduzieren und durch tatsächlich hilfreiche Strategien zu ersetzen. Dadurch wird es möglich, das Leben wieder zu bewältigen und Raum für positive und angenehme Lebensinhalte zu schaffen.

3.2 Generalisierte Angststörung

Symptomatik

Schon wenn Sie morgens aufstehen, kommen die ersten Gedanken, wie der Tag wohl laufen wird. Was wird wohl alles auf Sie zukommen? Wie werden Sie die ganzen Probleme des Alltags in Angriff nehmen und lösen? Und was, wenn Ihnen das nicht gelingt? Was würden Sie nur tun, wenn vielleicht …? Schon die kleinen Dinge des Alltags machen Sie schon ganz nervös! Je ausgeprägter diese Gedankengänge werden, desto stärker werden Ihre Angst und Ihr Unwohlsein. Und plötzlich kommen noch neue Sorgen hinzu, denn was wäre, wenn Sorgen und Angst jetzt völlig aus dem Ruder liefen? Und was, wenn Sie ausgerechnet dadurch vielleicht einen Herzinfarkt oder einen Schlaganfall bekommen würden? Nicht auszudenken!

BEISPIEL

Frau Sorgenvoll glaubt langsam, dass sie verrückt wird. Ständig diese Angst, ständig diese Sorge, dass ihrem Mann etwas passieren könnte. Wenn er mit dem Auto unterwegs ist, muss sie immer daran denken, dass er möglicherweise einen Unfall hat. Und was wird dann aus ihm, ihr und den Kindern? Sie kann kaum noch etwas machen, ohne dass diese Sorgen sie begleiten. Aber was noch viel schlimmer ist, in der letzten Zeit tut sie viele Dinge, die man doch vernünftigerweise nicht tut. Sie ruft ständig ihren Mann an, um zu fragen wie es ihm geht. Er ist schon ganz genervt. Dann sucht sie ständig im Radio nach den Verkehrsdurchsagen, um zu überprüfen, ob ein Unfall geschehen ist, und letzte Woche hat sie sogar bei der Polizei nachgefragt. Aber wenn das doch nur helfen würde! Kurz nachdem sie die Informationen erhalten hat, kommen die Sorgen schon wieder. Auch die Kollegen haben schon gemerkt, dass sie oft in Gedanken ganz woanders ist und deswegen »blöde« Fehler macht. Was wäre, wenn es auch bei der Arbeit immer schlimmer wird? Immerhin hat sie ja auch schon häufiger gefehlt, weil sie so verspannt war und so schlecht geschlafen hat, dass ihr am nächsten Morgen einfach alles wehtat. Die Sorgen scheinen selbst in der Nacht nicht aufzuhören. Hoffentlich hat das nicht auch negative Auswirkungen auf ihre Kinder …

Die Menschen, die solche Gedankengänge nicht nur kennen, sondern ständig durchleben müssen, leiden häufig unter einer sogenannten Generalisierten Angststörung. Ihre exakten diagnostischen Kriterien finden Sie in der folgenden Übersicht (vgl. ICD-10). Den Betroffenen fallen dabei häufig erst die somatischen Symptome (wie z. B. Verspannungen, Kopfschmerzen oder Schlafstörungen) auf, die nicht selten zu endlosen körperlichen Untersuchungen durch Haus- und Fachärzte führen, allerdings in der Regel ohne Befund.

Generalisierte Angststörung

- Ein Zeitraum von mindestens sechs Monaten mit vorherrschender Anspannung, Besorgnis und Befürchtungen in Bezug auf alltägliche Ereignisse
- Mindestens vier Symptome der unten angegebenen Liste, davon eins von den Symptomen (1)–(4), müssen vorliegen:

Vegetative Symptome:

(1) Palpitationen, Herzklopfen oder erhöhte Herzfrequenz
(2) Schweißausbrüche
(3) fein- oder grobschlägiger Tremor
(4) Mundtrockenheit

Symptome, die Thorax und Abdomen betreffen:

(5) Atembeschwerden
(6) Beklemmungsgefühl
(7) Thoraxschmerzen und -missempfindungen
(8) Nausea oder abdominelle Missempfindungen (z. B. Kribbeln im Magen)

Psychische Symptome:

(9) Gefühl von Schwindel, Unsicherheit, Schwäche und Benommenheit
(10) Gefühl, die Objekte sind unwirklich (Derealisation) oder man selbst ist weit entfernt oder »nicht wirklich hier« (Depersonalisation)
(11) Angst vor Kontrollverlust, Angst »verrückt zu werden« oder »auszuflippen«
(12) Angst zu sterben

Allgemeine Symptome:

(13) Hitzewallungen oder Kälteschauer
(14) Gefühllosigkeit oder Kribbelgefühle

Symptome der Anspannung:

(15) Muskelverspannung, akute und chronische Schmerzen
(16) Ruhelosigkeit und Unfähigkeit zum Entspannen
(17) Gefühle von Aufgedrehtsein, Nervosität und psychischer Anspannung
(18) Kloßgefühl im Hals oder Schluckbeschwerden

Unspezifische Symptome:

(19) Übertriebene Reaktionen auf kleine Überraschungen oder Erschrecktwerden

(20) Konzentrationsschwierigkeiten, Leeregefühl im Kopf wegen Sorgen oder Angst

(21) Anhaltende Reizbarkeit

(22) Einschlafstörungen wegen Besorgnissen

Das metakognitive Störungsmodell der Generalisierten Angststörung

Das kognitive Aufmerksamkeitssyndrom besteht bei der Generalisierten Angststörung aus Sich-Sorgen-Machen sowie einer Reihe von dysfunktionalen Gedankenkontroll- und Verhaltensstrategien, die eigentlich Sorgen und Angst unter Kontrolle bringen sollen, de facto hierfür jedoch ungeeignet sind und unglücklicherweise zusätzliches Leiden verursachen.

Das Sich-Sorgen-Machen steht dabei eindeutig im Zentrum der Störung. Sorgen-Machen wird subjektiv als unkontrollierbarer Zustand erlebt, die Sorgen scheinen sich »verselbstständigt« zu haben und sind zu ständigen Begleitern geworden, was die Lebensqualität nachhaltig verschlechtert. Dabei gibt es Sorgengedanken, die sich um die verschiedenen kleinen und großen Gefahren des Alltags drehen (die sog. Typ-1-Sorgen), und Sorgen, die sich darauf beziehen, dass zu viel Sorgen-Machen und die dadurch immer weiter steigende Angst zu körperlichen Folgeschäden (z. B. einen Schlaganfall erleiden) oder psychischen Folgeschäden (z. B. verrückt zu werden) führen könnten (die sog. Typ-2-Sorgen oder Meta-Sorgen). Wenn dann auch noch Bewältigungsstrategien angewendet werden, die nicht erfolgreich sind (wie ständiges Rückversichern, ob es einem Angehörigen denn auch wirklich gut geht, oder das Unterdrücken von Gedanken), verstärkt sich noch der Eindruck, den Ängsten und Sorgen ausgeliefert zu sein. Dieser Eindruck und die beschriebenen (zur Angst dazugehörigen) körperlichen Symptome führen zur Entstehung der bereits bekannten und für die Generalisierte Angststörung typischen negativen Metakognitionen wie »Sorgen-Machen ist unkontrollierbar!« und »Wenn ich mir zu viele Sorgen mache, werde ich krank«. Die ebenfalls auftretenden positiven Metakognitionen wie zum Beispiel »Wenn ich mir Sorgen mache, bin ich auf zukünftige negative Ereignisse besser vorbereitet« erhalten den Sorgenprozess aufrecht und bilden die Hoffnung ab, die die Betroffenen mit dem Sorgen-Machen verknüpfen.

Behandlung der Generalisierten Angststörung durch Metakognitive Therapie

Individuelles Störungsmodell. Auch in der Behandlung der Generalisierten Angststörung ist es zuerst einmal wichtig, mit den Betroffenen ein individuelles Störungsmodell zu entwickeln. Dieses könnte wie in der folgenden Darstellung aussehen (Wells, 2011).

Verändern der negativen Metakognitionen und Reduktion des kognitiven Aufmerksamkeitssyndroms. Nachdem sich die Betroffenen mit dem Störungsmodell vertraut gemacht haben, wird ein anderer Umgang mit den automatisch auftretenden Sorgengedanken trainiert. Mithilfe der Einführung der losgelösten Achtsamkeit wird angestrebt, die auftretenden Gedanken in einem ersten Schritt wahrzunehmen, ohne sofort auf sie zu reagieren (Etablierung des metakognitiven Modus). Hierbei kann dann auch das Gedankenaufschub-Experiment angewendet werden, um den nächsten wichtigen Schritt zu tun, nämlich die negativen Metakognitionen (»Sorgen-Machen ist unkontrollierbar!«) zu überprüfen und zu hinterfragen. Die Betroffenen gewinnen durch dieses Vorgehen Schritt für Schritt die Kontrolle über ihre aktiven Denkprozesse zurück, können Sorgen-Machen reduzieren und den dadurch frei gewordenen Kopf und die frei gewordene Zeit für Dinge nutzen, die sich wieder positiv auf ihr Leben und Wohlbefinden auswirken.

In einem nächsten Schritt stehen dann die Metakognitionen im Mittelpunkt, die das Sorgen-Machen an sich für gefährlich halten (z. B. »Wenn man sich zu viele Sorgen macht, bekommt man einen Herzinfarkt!«). Auch sie werden genauestens überprüft. Patienten erkennen in diesem Teil der Behandlung, dass Sorgen-Machen, wie es bei der Generalisierten Angststörung auftritt, längst nicht so gefährlich ist wie befürchtet. Wenn man vom gegenwärtigen Forschungsstand ausgeht, dann könnte man sogar von »ungefährlich« sprechen. Durch diese Erkenntnis und die zurückgewonnene Kontrolle über Sorgenprozesse werden auch die alten, nicht funktionierenden Bewältigungsstrategien überflüssig und können eingestellt werden.

Verändern der positiven Metakognitionen. Die Überprüfung der positiven Metakognitionen (z. B. »Wenn ich mir Sorgen mache, bin ich besser vorbereitet«) erfolgt im letzten Drittel der Behandlung. Wenn die Betroffenen die Kontrolle über ihre Sorgenprozesse wiedergewonnen haben, dann wird es sehr einfach zu überprüfen, ob man mit Sorgenprozessen tatsächlich die Ziele erreicht, die man anstrebt (»Gefahrenabwehr«, »Vorbereitet-Sein«), oder ob diese Prozesse nicht eher aufrechterhaltender Bestandteil der Störung sind. Zum einen lässt sich ein Experiment durchführen, um zu testen, wie Tage mit viel oder wenig Sorgen-

Machen verlaufen. Aber auch allein die Tatsache, dass Sorgenprozesse nun deutlich reduziert worden sind, ermöglicht es den Betroffenen, die positiven Metakognitionen zu überprüfen: Sie müssen lediglich die Zeit vor der Therapie mit der Zeit vergleichen, in der sie sich nun deutlich weniger sorgen, und entscheiden, welche Zeit die bessere gewesen ist.

Rückfallprophylaxe. Um nach erfolgreicher Verringerung der Sorgen und Ängste auch in Zukunft besser mit spontan auftretenden Sorgengedanken umzugehen, werden im Rahmen der Rückfallprophylaxe die erlernten Kenntnisse und Fähigkeiten in neue Pläne für den nun anderen Umgang mit auftretenden Sorgen integriert und noch einmal dem alten Vorgehen gegenübergestellt. So ist es in Zukunft leicht zu erkennen, wie man mit Sorgen und Angst umgeht, wenn man sich diesbezüglich überprüfen möchte.

BEISPIEL

Frau Sorgenvoll war erst einmal sehr erleichtert, als der Therapeut ihr erklärte, dass sie nicht verrückt ist oder wird. Es war schon beruhigend zu hören, dass Sorgen etwas sind, das viele Menschen kennen. Die Erarbeitung ihres eigenen Störungsmodells zeigte dann aber auch, warum bei ihr die Sorgenprozesse doch zu einem Problem geworden waren. An irgendeiner Stelle hatte sich ihr Bedürfnis nach Sicherheit und »Fürsorge« für ihren Mann und ihre Kinder in etwas verwandelt, das mit dem eigentlichen Ziel nichts mehr zu tun hatte.

Da sie sich schon so daran »gewöhnt« hatte und der festen Überzeugung war, dass sie das Sich-Sorgen gar nicht mehr stoppen könnte, war es sehr wichtig, aber auch ein Stück harte Arbeit, wieder zu lernen, dass sie selbst bestimmt, wann sie ihren Sorgengedanken folgt. Die Erfahrung zu machen, dass sie selbst den Zeitpunkt festlegen kann, wann sie sich mit den Sorgen auseinandersetzt, und dass es auch möglich ist, die eigenen Gedanken erst einmal in Ruhe zu betrachten, ohne gleich reagieren zu müssen, war sehr hilfreich und verschaffte ihr wieder deutlich Luft. Sie hatte offensichtlich doch viel mehr Kontrolle über das Sorgen-Machen, als sie vor der Behandlung angenommen hatte.

Als sie dann noch bei genauer Betrachtung herausfand, dass die Sorgen ihr gar nicht helfen, ihre Ziele zu erreichen, und auch nichts mit ihrer Rolle als gute Ehefrau und Mutter zu tun hatten, fiel es ihr auch leichter, neue Pläne zu entwickeln, wie sie mit ihren zukünftigen Sorgen umgehen wird.

Komisch war nur, dass der Therapeut gar nicht versucht hatte, sie davon zu überzeugen, dass ihre Ängste unbegründet waren ...

Wichtige therapeutische Maßnahmen. Die wesentlichen Therapieelemente bei Generalisierter Angststörung sind hier nochmals zusammengefasst.

- Erarbeitung eines individuellen Störungsmodells
- Einführung des metakognitiven Modus und Training von losgelöster Achtsamkeit
- Veränderung der negativen metakognitiven Überzeugungen (z. B. »Ich kann meine Sorgen nicht kontrollieren! Ich werde verrückt!«) und Reduktion des kognitiven Aufmerksamkeitssyndroms
- Veränderung der positiven metakognitiven Überzeugungen (z. B. »Durch Sorgen kann ich mich auf schwierige Situationen besser vorbereiten«, »Durch Sorgen bin ich vor Gefahren geschützt«)
- Erarbeitung eines neuen, hilfreichen Umgangs mit automatisch auftretenden Sorgengedanken

Unterschiede zu anderen Behandlungsstrategien

Gerade Frau Sorgenvolls zuletzt geäußerte Verwunderung weist auf einen wichtigen grundsätzlichen Unterschied in der Vorgehensweise der Metakognitiven Therapie im Vergleich zu anderen kognitiven Therapiemethoden hin.

In der Therapie werden die Inhalte der Ängste und Sorgen natürlich auch – zumindest beiläufig – erfasst, es kommt jedoch nicht zu einer inhaltlichen Auseinandersetzung mit den Themen der Ängste. Für Eltern ist es fast schon selbstverständlich, dass diese sich »Sorgen« um das Wohlbefinden ihrer Kinder machen oder natürlich auch Interesse an der körperlichen Unversehrtheit ihres Partners bzw. ihrer Partnerin haben: Der Wunsch, möglichst gut auf zukünftige Ereignisse vorbereitet zu sein, ist an sich nicht »krankhaft«. Allerdings ist Sorgen-Machen ein Denkprozess, der ungeeignet ist, diesen Wunsch zu erfüllen. In einer Welt voller Gefahren gibt es bessere Wege, sich auf zukünftige Ereignisse vorzubereiten, z. B. Planen statt Sorgen-Machen. Und doch werden grundsätzlich immer Restrisiken bleiben! In der Metakognitiven Therapie werden daher auch nicht Sorgen zu Ende gedacht und Wahrscheinlichkeiten für negative Ereignisse geschätzt, denn eine Restwahrscheinlichkeit für ihr Eintreten bleibt immer! Auch werden keine Techniken wie die »Sorgenexposition« eingesetzt. Bei dieser Technik sollen die Betroffenen bewusst ihre Sorgen zu Ende denken und sich die potenzielle schlimmste Katastrophe intensiv ausmalen. Dies erfolgt solange, bis die dabei auftretenden intensiven Emotionen deutlich weniger stark ausgeprägt sind. Das Vorgehen wird wiederholt, bis ein Gewöhnungseffekt eintritt, die Betroffenen also auf bestimmte Sorgen und Vorstellungen bereits von Beginn an nicht mehr so stark emotional reagieren. Aber wieso soll ich mir potenziell negative Ereignisse in der Zukunft ausmalen und in der Exposition darunter leiden, wenn (so gut wie) alle dieser befürchteten Ereignisse sowieso nicht eintreten?

Die Metakognitive Therapie zielt direkt auf den Umgang der Betroffenen mit ihren spontan auftretenden Sorgengedanken, die erst einmal ein völlig normales Phänomen darstellen. Die Veränderungen sollen nicht im Bereich der Inhalte dieser Gedanken, sondern bezüglich ihres Umgangs mit den Gedanken erfolgen. Sorgenprozesse als eine Form des aktiven Nachdenkens stellen das Problem dar. Ihre Reduktion normalisiert die Intensität von Sorgen und Angst und ermöglicht das Implementieren von neuen Denk- und Verhaltensstrategien, wie sie gesunde Menschen auch als Reaktion auf ihre automatischen Sorgengedanken einsetzen.

3.3 Soziale Phobie

Symptomatik

Wer kennt es nicht: Man muss in der Schule, im Beruf oder auch privat vor mehreren Menschen »auftreten«, ein Referat oder gar eine Rede halten. Es gibt kaum einen Menschen, der in einer solchen Situation nicht doch ein bisschen aufgeregt ist, vielleicht sogar schwitzt, einen roten Kopf bekommt. Gemeinhin wird dieser Zustand auch als Lampenfieber beschrieben. Hiervon gibt es allerdings auch die »Maximalvariante«. Menschen mit einer sozialen Phobie leiden in derartigen Situationen unter so starken Ängsten, dass es ihnen teilweise nicht mehr möglich ist, sich überhaupt erst in solche Situationen zu begeben. Und auch vermeintlich viel leichtere Situationen erleben Sie als schwierig: den Besuch einer Feier oder eines Cafés zum Beispiel, das Einkaufen in einem Supermarkt, das Nutzen von öffentlichen Verkehrsmitteln oder den Besuch eines Geschäfts. Sie fühlen sich kritisch betrachtet und beobachtet, haben Angst, sich zu blamieren und in der Situation zu versagen. Ein solches Erlebnis würde dazu führen, von anderen abgelehnt zu werden, und wäre so beschämend, dass man am besten erst gar nicht »in Gefahr gerät«. Diese Ängste sind unter anderem der Grund dafür, dass Menschen mit einer sozialen Phobie in vielen Bereichen ihres Lebens unter ihren Möglichkeiten bleiben. So wird bspw. ein Beruf, in dem man mit vielen Menschen zu tun hätte, erst gar nicht in Betracht gezogen, obwohl man sich eigentlich dafür interessiert und auch dazu hinsichtlich der eigenen Leistungsfähigkeit in der Lage wäre.

BEISPIEL

Oh nein, morgen ist da dieses Referat. Herr Werdnichtrot beginnt schon zu schwitzen, wenn er nur daran denkt. Er kann sich schon ausmalen, wie peinlich das Ganze dann wohl werden wird. Obwohl er sich nun wirklich seit Wochen ausführlich mit dem Thema beschäftigt hat, wird er sicherlich in Stocken kommen und den Faden verlieren ... Alle Augen sind dann auf ihn gerichtet und die Zuhörenden werden sicherlich denken, wie unfähig und peinlich er doch ist. Das Herz wird rasen, er wird total verkrampfen und dann, ja dann ist alles aus. Es wäre wohl doch viel besser, er geht da gar nicht hin und meldet sich krank. Besser als die Blamage ...

Einen kompletten Überblick über die möglichen Symptome einer Sozialen Phobie bieten die Diagnosekriterien nach ICD-10 in der folgenden Übersicht:

Soziale Phobie

- Entweder (1) oder (2):
  (1) Deutliche Furcht, im Zentrum der Aufmerksamkeit zu stehen oder sich peinlich oder erniedrigend zu verhalten
  (2) Deutliche Vermeidung, im Zentrum der Aufmerksamkeit zu stehen, oder Vermeidung von Situationen, in denen die Angst besteht, sich peinlich oder erniedrigend zu verhalten
  Diese Ängste treten in sozialen Situationen auf, wie Essen oder Sprechen in der Öffentlichkeit, dem Begegnen von Bekannten in der Öffentlichkeit sowie Hinzukommen oder Teilnahme an kleinen Gruppen, wie z. B. bei Partys, Konferenzen oder in Klassenräumen.
- Mindestens zwei Angstsymptome aus der folgenden Liste in den gefürchteten Situationen mindestens einmal seit Auftreten der Störung:

  Vegetative Symptome:
  (1) Palpitationen, Herzklopfen oder erhöhte Herzfrequenz
  (2) Schweißausbrüche
  (3) fein- oder grobschlägiger Tremor
  (4) Mundtrockenheit

  Symptome, die Thorax und Abdomen betreffen:
  (5) Atembeschwerden
  (6) Beklemmungsgefühl
  (7) Thoraxschmerzen und -missempfindungen
  (8) Nausea oder abdominelle Missempfindungen (z. B. Kribbeln im Magen)

Psychische Symptome:

(9) Gefühl von Schwindel, Unsicherheit, Schwäche und Benommenheit

(10) Gefühl, die Objekte sind unwirklich (Derealisation) oder man selbst ist weit entfernt oder »nicht wirklich hier« (Depersonalisation)

(11) Angst vor Kontrollverlust, Angst »verrückt zu werden« oder »auszuflippen«

(12) Angst zu sterben

Allgemeine Symptome:

(13) Hitzewallungen oder Kälteschauer

(14) Gefühllosigkeit oder Kribbelgefühle

sowie zusätzlich mindestens eins der folgenden Symptome:

(1) Erröten oder Zittern

(2) Angst, zu erbrechen

(3) Miktions- oder Defäkationsdrang bzw. Angst davor

- deutliche emotionale Belastung durch die Angstsymptome oder das Vermeidungsverhalten; Einsicht, dass die Symptome oder das Vermeidungsverhalten übertrieben und unvernünftig sind
- Die Symptome beschränken sich ausschließlich oder vornehmlich auf die gefürchteten Situationen oder auf Gedanken an diese.

Das metakognitive Störungsmodell der Sozialen Phobie

Das kognitive Aufmerksamkeitssyndrom der Sozialen Phobie besteht aus Sorgen-Machen, Grübeln, Bedrohungsmonitoring sowie einer Reihe von dysfunktionalen Verhaltensstrategien. In den als schwierig erlebten Situationen stehen dabei die Aspekte »Aufmerksamkeitslenkung« und »Verhaltensstrategien« im Mittelpunkt, während vorher Sorgenprozesse und anschließend Grübelprozesse von besonderer Bedeutung sind.

Selbstfokussierte Aufmerksamkeit. In angstauslösenden Situationen setzen Betroffene ihre Fähigkeit der Aufmerksamkeitslenkung auf eine besondere Art und Weise ein, nämlich extrem stark selbstbeobachtend. Der schnellere Herzschlag, die aufsteigende Hitze, die verkrampften Muskeln und das vermeintliche Rotwerden werden nicht nur bemerkt, sondern die Aufmerksamkeit wird auch gezielt auf diese Signale ausgerichtet. Diese Strategie soll dabei helfen, die gefürchteten Symptome immer im Blick zu behalten, möglichst positiv auf sie einzuwirken (z. B. sich kaltes Wasser ins Gesicht spritzen gegen die Hitze und gefürchtete Röte) oder im schlimmsten Fall die Situation vor der großen Blamage verlassen zu können (positive Metakognition: »Wenn ich mich genau beobachte, dann kann ich eine Blamage abwenden!«). Allerdings bleibt durch dieses Vorgehen wenig Raum für die Wahrnehmung der tatsächlichen Situation und dort möglicherweise auftretender positiver Signale, wie bspw. der interessierte Gesichtsausdruck meiner Gesprächspartnerin. Außerdem entsteht vor dem inneren Auge eine Vorstellung, wie peinlich man jetzt schon in der jeweiligen Situation aussieht und auftritt, was eine zusätzliche Intensivierung der erlebten Angst und den Eindruck zur Folge hat, unbedingt etwas gegen die gefürchtete Blamage unternehmen zu müssen.

Verhaltensstrategien, die helfen sollen. Menschen, die unter einer sozialen Phobie leiden, haben häufig eine Fülle von Verhaltensstrategien entwickelt, die ihnen in den gefürchteten Situationen eine Hilfe sein sollen. Einige Beispiele:

- Kleidung tragen, die verhindert, dass man sehen kann, wie sehr ich schwitze
- Gegen die Hitze und Röte regelmäßig kaltes Wasser ins Gesicht spritzen oder starkes Make-Up auflegen
- Zittern der Hände verstecken, indem ich die Hände zu Fäusten balle
- Bevor ich einen Satz sage, eine optimale Formulierung überlegen und den Satz in Gedanken proben
- Alkohol trinken, um lockerer zu sein
- Mich so unauffällig wie möglich verhalten
- Blickkontakt vermeiden
- Möglichst wenig reden und nur kurze Antworten geben
- Sehr schnell sprechen

Diese Liste ließe sich noch um viele Punkte verlängern. Die extremste Maßnahme stellt sicherlich das Vermeiden von sozialen Situationen dar. Sie zeigt aber auch am deutlichsten, dass diese Strategien Probleme mit sich bringen. Letztendlich haben alle diese Verhaltensstrategien (das sog. Sicherheitsverhalten) eines gemeinsam: Sie sind ungeeignet, die soziale Phobie zu überwinden, und bringen stattdessen eine Reihe von Nachteilen mit sich. So führt das Spritzen von kaltem Wasser ins Gesicht beispielsweise erst recht dazu, dass meine Haut errötet; das Überprüfen jeden Satzes, den ich sagen möchte, hat lange Sprechpausen zur Folge; Kleidung, die Schwitzen verbergen soll, ist manchmal der Situation unangemessen und gerade dadurch auffällig, ebenso das permanente Ballen der Hände zu Fäusten. Wenn Sie die genannten Beispiele durchgehen, werden Sie schnell erkennen können, dass gerade die Strategien, die eine Blamage verhindern sollen, leider den Effekt haben, dass man durch sie erst auffällt und vielleicht sogar merkwürdig wirkt.

Sorgen- und Grübelprozesse. Eine weitere Schwierigkeit ist, dass auch auf gedanklicher Ebene die uns bekannten dysfunktionalen Denkprozesse zu finden sind. Schon im Vorfeld einer herausfordernden Situation beginnen die Betroffenen Sorgenprozesse, in denen die sogenannten »Worst-Case-Szenarien« durchdacht und durchlebt werden. Sorgen-Machen ist immer mit einer Hoffnung verknüpft, zum Beispiel möglichst gut auf die Situation vorbereitet zu sein (»Wenn ich vorher alles durchdenke, werde ich am besten vorbereitet sein oder die schreckliche Situation wird mich zumindest nicht überraschen« – positive Metakognition). Tatsächlich intensiviert jedoch Sorgen-Machen bereits vor der jeweiligen Situation Angst und Unwohlsein. Es trägt damit maßgeblich dazu bei, dass in der Situation die Aufmerksamkeit auf die eigene Person gerichtet und Sicherheitsstrategien eingesetzt werden, leider wiederum mit den beschriebenen unerwünschten Effekten.

Auch nach einer Situation wird aktives Nachdenken häufig ungünstig eingesetzt. Hier grübeln die Betroffenen über die erlebte Situation und fokussieren dabei auf die unangenehmen Aspekte wie zum Beispiel die erlebten Gefühle und Körpersymptome und die negative Vorstellung von der eigenen Person in der Situation. Dadurch wird die Angst vor neuen Situationen ebenso zusätzlich verstärkt wie die subjektive Notwendigkeit, Maßnahmen gegen diese peinlichen Momente zu ergreifen oder zu intensivieren. Dabei soll Grübeln doch eigentlich helfen herauszufinden, wie man endlich diese Angst überwinden kann (positive Metakognition).

Schauen wir noch einmal das Beispiel von Herrn Werdnichtrot an. Nachdem er einige Male in sozialen Situationen bemerkte, dass er aufgeregt war, und spürte, dass ihm sehr warm wurde und er zu schwitzen und zu zittern anfing, überlegte er sich Gegenmaßnahmen: eine bestimmte Kleidung anzuziehen, vor der Situation kaltes Wasser ins Gesicht zu spritzen und sich zu zwingen, die Hände ruhig zu halten. In ähnlichen Situationen richtete Herr Werdnichtrot nun den Großteil seiner Aufmerksamkeit auf diese Körpersymptome. Dadurch blieben ihm aber relativ wenige Möglichkeiten, sich auch noch auf andere Dinge zu konzentrieren. Das Halten eines Referats benötigt ja Konzentration und Aufmerksamkeit. Dadurch, dass die Aufmerksamkeit aber bei seinem Körper war, kam er wiederholt ins Stocken und beschloss, in Zukunft Referate exzessiv zu üben und beim Halten des Referats, vor dem Aussprechen eines Satzes, diesen erst einmal für sich zu überprüfen. Dadurch fiel ihm allerdings das Referathalten noch schwerer, was seine Angst zusätzlich verstärkte. Zudem fielen den Zuhörern die längeren Pausen zwischen einzelnen Sätzen auf, was sie tatsächlich merkwürdig fanden. Herr Werdnichtrot war zudem so mit sich beschäftigt, dass es ihm letztendlich sogar schwerfiel zu beschreiben, wie die Zuhörenden eigent-

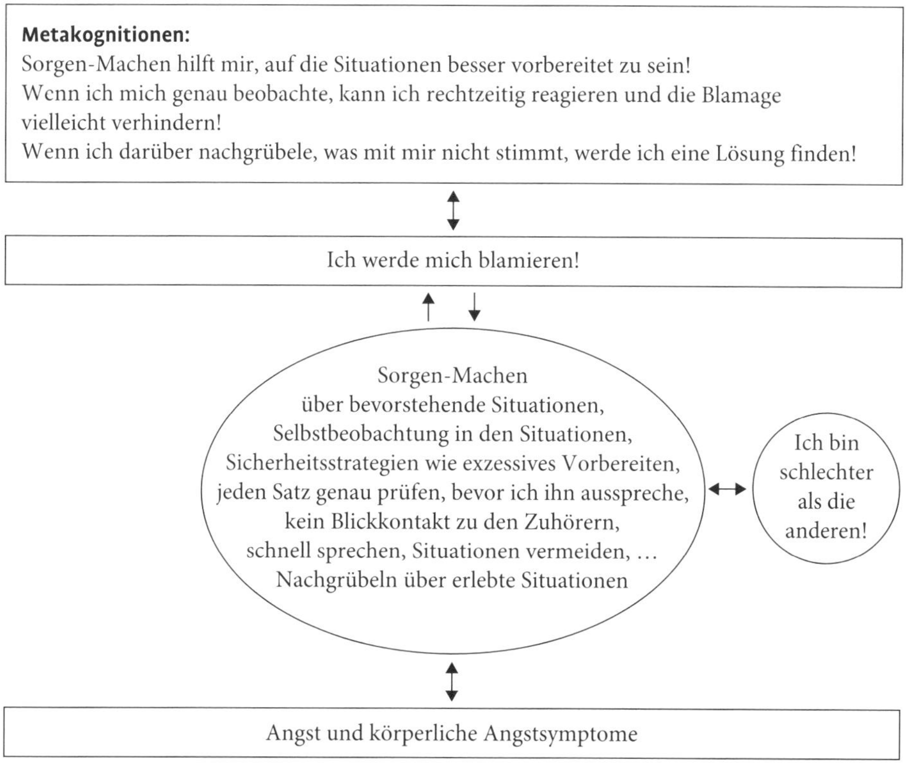

Abbildung 4 Das metakognitive Modell der sozialen Phobie nach Wells (2011)

lich reagiert hatten: Hatten Sie applaudiert? Gab es eigentlich im Anschluss Kommentare von seinen Kollegen? Und: Hatte sich sein Vorgesetzter eigentlich für das Referat bedankt? Er wusste es tatsächlich nicht. Eins wusste er allerdings genau: Er hatte sich furchtbar schlecht gefühlt und den Eindruck gehabt, dort vorne wie ein »Idiot« ausgesehen zu haben.

Behandlung der Sozialen Phobie durch Metakognitive Therapie

Wichtige therapeutische Maßnahmen. Aus dem Gesagten ergeben sich automatisch die Aspekte, mit denen sich die Metakognitive Therapie in der Behandlung der Sozialen Phobie beschäftigt.

- Erarbeitung eines individuellen Störungsmodells
- Überprüfung und Veränderung der selbstfokussierten Aufmerksamkeitsprozesse
- Abbau von Sicherheitsverhalten

- Reduktion von Sorgenprozessen vor und von Grübelprozessen nach den angstbesetzten Situationen
- Veränderung der mit den Denk- und Aufmerksamkeitsprozessen einhergehenden Metakognitionen

BEISPIEL

Irgendwie war Herrn Werdnichtrot gar nicht mehr aufgefallen, wie sehr er bei Referaten eigentlich mit sich selbst beschäftigt war. Immer wartete er darauf, dass irgendetwas schiefging, dass er sich verhaspelte, rot wurde oder wieder anfing zu schwitzen. Nachdem er trainiert hatte, seine Aufmerksamkeit wieder mehr auf seine Umwelt auszurichten, war ihm aufgefallen, dass seine Kollegen ihn freundlich und interessiert, im schlimmsten Fall gar nicht anschauten. Und das alles sogar trotz des Verzichts auf seine Sicherheitsstrategien, die er früher immer eingesetzt hatte! Irgendwie war auch verwunderlich, dass die Kollegen gar nicht zu bemerken schienen, wie aufgeregt er immer war. Das hatte er zumindest von ihnen gehört, als er einige konkret danach gefragt hatte. Und der Verzicht auf Sicherheitsstrategien machte es auch noch viel leichter, sich auf sein Referat zu konzentrieren.

Ganz wichtig war aber auch, dass er sich jetzt nicht mehr bereits im Vorfeld eines Referats so fertigmachte. Die ständige Beschäftigung mit den vielen Dingen, die theoretisch schiefgehen könnten, hatte doch viel Kraft geraubt und ihm nicht nur im übertragenen Sinne schlaflose Nächte bereitet. Da war es schon sehr interessant gewesen zu sehen, wie man auch anders mit diesen Gedanken umgehen kann. Sie zwar wahrzunehmen, aber doch links liegenlassen zu können und zu bestimmen, wann er sich mit ihnen beschäftigt, das hatte ihn sehr entlastet und ihm wieder ein Gefühl von Kontrolle und Sicherheit gegeben.

Womit er ja anfangs nicht glücklich war, war die Hartnäckigkeit, mit der sein Therapeut ihn immer wieder in die unangenehmen Situationen geschickt hatte, um seine bisherigen Strategien zu überprüfen und dann ein neues Vorgehen einzuüben. Aber letztendlich hatte es sich ausgezahlt.

In der Schilderung des Patienten wird angedeutet, welche metakognitiven Techniken konkret in der Behandlung der Sozialen Phobie angewandt werden. Nach der Erarbeitung eines individuellen Störungsmodells werden die selbstfokussierte Aufmerksamkeit und die Sicherheitsverhaltensweisen des Patienten in Frage gestellt. Patienten sollen die Nachteile verstehen, die mit diesen Strategien verbunden sind, und möglichst direkt unter Anleitung des Therapeuten in der

Sitzung mit einer Veränderung des Aufmerksamkeitsfokus (ggf. mithilfe des Aufmerksamkeitstrainings) sowie der Reduktion der dysfunktionalen Verhaltensstrategien experimentieren. Dabei sollen Betroffene die Erfahrung machen – erst einmal ganz unabhängig von dem Gefühl der Angst –, dass dadurch die jeweilige Situation deutlich besser zu bewältigen ist. In der Folge sollen sie dieses neue Vorgehen schrittweise in ihren Alltag implementieren. Die in den Angstsituationen entstehende peinliche Vorstellung von der eigenen Person kann mit Videofeedback überprüft werden. Dabei macht der Patient eine ganz konkrete Vorhersage, wie er in einer Situation aussehen wird, die dann detailliert am Video überprüft wird. Es geht dabei nicht darum, dem Patienten zu zeigen, dass keine sichtbaren Angstsymptome auftreten, denn dies ist durchaus möglich. Es geht bei diesem Vorgehen darum, zu verdeutlichen, dass die Vorstellung der eigenen Person von der Realität deutlich abweicht und somit kein Hilfsmittel darstellt, um einzuschätzen, wie man in einer Situation auftritt! Im weiteren Verlauf werden alltägliche Situationen nicht nur immer öfter mit externem Aufmerksamkeitsfokus und ohne Sicherheitsverhalten bewältigt, die Umwelt wird auch gezielt exploriert. Hier kann man zum Beispiel Experimente machen, wie die Umwelt reagiert, wenn man tatsächlich einmal seinen Kaffee verschüttet oder den Faden im Gespräch verliert, und ob die tatsächlichen Ereignisse den Sorgen entsprechen. Sorgenprozesse vor Situationen können außerdem mithilfe von losgelöster Achtsamkeit reduziert werden, genauso wie Grübeln im Anschluss einer Situation. Sie werden gegebenenfalls durch funktionale Vorgehensweisen ersetzt, wie beispielsweise das Notieren von fünf positiven Aspekten im Anschluss an eine angstbesetzte Situation, die die betreffende Person durch ihren neuen Aufmerksamkeitsfokus beobachten konnte.

Unterschiede zu anderen Behandlungsstrategien

Auch in der klassischen Kognitiven Verhaltenstherapie werden Patientinnen dazu angehalten, Sicherheitsverhaltensweisen aufzugeben und sich gefürchteten Situationen zu stellen. Dabei liegt häufig noch ein Schwerpunkt dieser Konfrontation mit den Situationen auf dem Effekt der Habituation, das heißt der Erfahrung, dass die Angst in gefürchteten Situationen über die Zeit abnimmt. Dieser Effekt ist in der Metakognitiven Therapie nach Wells unerheblich. Tatsächlich haben die Expositionen den Charakter von Verhaltensexperimenten, die der Patientin neue Erfahrungen mit den eingesetzten oder auch nicht mehr eingesetzten Strategien und die tatsächliche Wahrnehmung seiner Situation ermöglichen sollen. Es geht um das Ermöglichen von korrigierenden Erfahrungen durch die Veränderung von Denk-, Aufmerksamkeits- und Verhaltensstrategien.

Auch den klassischen kognitiven Schemata, die bei sozialphobischen Patienten zu finden sind, wendet sich der metakognitive Therapeut nicht zu. Für Sozialphobiker typische Einstellungen wie zum Beispiel »Ich bin nicht liebenswert« oder »Wenn ich ängstlich aussehe, werden andere negativ über mich denken!« werden in der Metakognitiven Therapie als Folge der speziellen Informationsverarbeitung verstanden, also als Folge des kognitiven Aufmerksamkeitssyndroms. Daher werden auch keine klassischen kognitiven Techniken eingesetzt, um diese Überzeugungen zu verändern. Stattdessen wird über den Abbau des kognitiven Aufmerksamkeitssyndroms und die Veränderung der zugehörigen Metakognitionen den Patienten ermöglicht, neue Erfahrungen zu machen, die mit ihren bisherigen Einstellungen und Sichtweisen nicht vereinbar sind und dadurch zu ihrer Veränderung führen.

3.4 Posttraumatische Belastungsstörung

Symptomatik

Es ist Teil unseres Lebens, dass Menschen auch schreckliche, traumatisierende Dinge widerfahren können. Glücklicherweise besitzen wir aber auch die Fähigkeit, diese Erlebnisse zu verarbeiten und uns nach einer gewissen Zeit davon zu »erholen«. Trotzdem kann in der Zeit nach einem solchen Erlebnis unsere Lebensqualität erheblich durch Symptome beeinträchtigt sein. Diese Symptome erleben alle Menschen als Reaktion auf außergewöhnliche bedrohliche Ereignisse. Zu ihnen gehören zum Beispiel Albträume, schlechter Schlaf, eine erhöhte Aufmerksamkeit für potentiell erneut belastende Situationen (bis hin zu extremer Schreckhaftigkeit), vermehrte Angst oder das plötzliche Auftreten von Erinnerungen an das Ereignis, die manchmal so lebendig sein können, als ob sie jetzt gerade dieses Ereignis noch einmal durchlebten. Bei der Mehrzahl der Menschen, die ein oder mehrere Traumata erleben mussten, gehen diese Symptome über die Zeit allerdings Schritt für Schritt zurück und sind nach einigen Wochen oder wenigen Monaten gänzlich verschwunden. Bei einer anderen Gruppe von Menschen hingegen kommt es zu einer dauerhaften Beeinträchtigung der psychischen Gesundheit.

BEISPIEL

Warum hört das nicht auf? Frau Schicksalsschlag kann ihn einfach nicht vergessen, diesen blöden Unfall. Dabei konnte sie doch gar nichts machen, der andere hatte überholt und sie dann in den Straßengraben abgedrängt. Ihre Kollegin und sie hatten sogar noch Glück gehabt, überlebt hatten sie beide, wenn auch schwer verletzt. Nun waren sie doch auch beide wieder gesund und hatten sich von Knochenbrüchen und Sonstigem erholt. Aber immer wieder diese Träume, immer wieder dieses Aufflackern der Erinnerung, wie wenn sie sich erneut genau in dieser Situation befände ... Dazu die Angst, sich wieder ans Steuer zu setzen, die zitternden Knie und die Schweißausbrüche. Immer wieder muss sie an die Ereignisse zurückdenken, und es drängen sich Fragen auf, warum sie nur so etwas erleben musste und ob es denn irgendwann mal wieder so sein wird wie vorher. Oder hätte sie es nicht doch irgendwie verhindern können? Und was, wenn es beim nächsten Mal nicht so »glimpflich« ausgeht? ...

Die Symptome, die die Diagnose einer Posttraumatischen Belastungsstörung begründen, finden Sie in der folgenden Übersicht (vgl. ICD-10).

Posttraumatische Belastungsstörung

- Die Betroffenen waren einem kurz- oder langhaltenden Ereignis oder Geschehen von außergewöhnlicher Bedrohung oder mit katastrophalem Ausmaß ausgesetzt, das bei nahezu jedem tiefgreifende Verzweiflung auslösen würde.
- Es gibt anhaltende Erinnerungen oder Wiedererleben der Belastung durch aufdringliche Nachhallerinnerungen, lebendige Erinnerungen, sich wiederholende Träume oder durch innere Bedrängnis in Situationen, die der Belastung ähneln oder mit ihr in Zusammenhang stehen.
- Umstände, die der Belastung ähneln oder mit ihr im Zusammenhang stehen, werden tatsächlich oder möglichst vermieden. Dieses Verhalten bestand nicht vor dem belastenden Erlebnis.
- Entweder (1) oder (2):
  - (1) Teilweise oder vollständige Unfähigkeit, einige wichtige Aspekte der Belastung zu erinnern
  - (2) Anhaltende Symptome einer erhöhten psychischen Sensitivität und Erregung (nicht vorhanden vor der Belastung) mit zwei oder mehr der folgenden Merkmale:
    - (a) Ein- und Durchschlafstörungen
    - (b) Reizbarkeit oder Wutausbrüche
    - (c) Konzentrationsschwierigkeiten
    - (d) Hypervigilanz
    - (e) erhöhte Schreckhaftigkeit
- Die Kriterien 2, 3 und 4 treten innerhalb von sechs Monaten nach dem Belastungsereignis oder nach Ende einer Belastungsperiode auf.

Das metakognitive Störungsmodell der Posttraumatischen Belastungsstörung

Wie kann es sein, dass bei den meisten Menschen mit Traumaerfahrung die typischen Belastungssymptome ganz von allein wieder verschwinden und bei anderen hingegen bestehen bleiben und sich sogar intensivieren? Die Metakognitive Theorie geht davon aus, dass Menschen eine ihnen innewohnende Fähigkeit zur Verarbeitung schrecklicher Erlebnisse besitzen, die ganz ohne unser Zutun funktioniert. Zu dieser gesunden Verarbeitung zählt eben auch das Auftreten bestimmter Symptome nach einem Trauma, sie sind Teil der Verarbeitungsprozesse und daher sinnvoll, wenn auch belastend.

Was verhindert den Heilungsprozess? An dieser Stelle kann der Vergleich mit einer ablaufenden Wundheilung hilfreich sein: Jeder, der sich einmal in den Finger geschnitten hat, weiß, dass der eigentliche Heilungsprozess notwendig, aber sicher nicht angenehm ist. Die Wunde schmerzt, man kann den Finger nicht wie gewohnt einsetzen, später kann auch ein Jucken auftreten und dann bildet sich Schorf. Wenn der abfällt, dann sieht die Haut darunter oft erst einmal anders aus, bis sich über die Zeit auch dieser Aspekt normalisiert. Niemand würde nun auf die Idee kommen, diese Symptome als bedrohlich einzustufen. Wir alle wissen, dass sie zur Heilung dazugehören und wir uns auf unseren Körper verlassen können, der die Heilung ganz alleine vollzieht. Stellen Sie sich vor, Sie würden diese Heilungssymptome mit Angst erleben: »Wieso juckt die Wunde plötzlich? Vielleicht sollte ich sie noch einmal öffnen und schauen, ob sie sauber ist? Und diese Kruste oben drauf, die darf sich doch nicht bilden, die war ja vorher auch nicht da! Also ab damit!« Wenn Sie so mit einer Wunde umgehen würden, dann würde der Schnitt in den Finger nicht heilen können. Stattdessen würde möglicherweise der Heilungsprozess sogar verhindert und die Entzündung stärker und unangenehmer werden.

Wenn Sie diese Metapher auf den psychischen Heilungsprozess übertragen, dann achten metakognitive Therapeutinnen und Therapeuten eben auf diese Prozesse, die den psychischen Heilungsverlauf verhindern. Diese bestehen aus den Strategien des kognitiven Aufmerksamkeitssyndroms, das bei von Traumata Betroffenen voll ausgeprägt vorliegen kann.

Sorgen- und Grübelprozesse. Auf der Ebene des Denkens finden sich Sorgen- und Grübelprozesse in verschiedener Ausprägung. So sorgen sich Betroffene zum Beispiel darum, dass ihnen erneut ein derart schlimmes Ereignis widerfahren kann, und versuchen mit Sorgen-Machen Sicherheit zu gewinnen (positive Metakognition: »Wenn ich mir Sorgen mache, bin ich auf Bedrohungen besser vorbereitet!«). Oder sie sorgen sich darum, dass die typischen und zunächst einmal normalen Belastungssymptome ein Zeichen dafür sind, dass sie nun nach diesem schrecklichen Ereignis auch noch den Verstand verlieren. Häufig wird auch rückblickend über das Ereignis gegrübelt. So wird beispielsweise versucht, genau zu rekonstruieren, wie das Ereignis eigentlich abgelaufen ist oder ob man es nicht hätte verhindern müssen und vielleicht sogar selbst schuld ist (positive Metakognition: »Wenn ich genau weiß, wie die Situation zustande kam, dann kann ich verhindern, dass es mir noch einmal geschieht!«). Gerade bei den spontan auftretenden Gedanken wird deutlich, dass diese Gedanken erst einmal absolut nachvollziehbar sind. Natürlich kann man auch aus einer traumatisierenden Situation lernen, wenn man die Ursache erkennt und diese zukünftig vermeidet. Nach einem Autounfall, der auf überhöhte Geschwindigkeit zurückzuführen ist, ist es sinnvoll, sein Verhalten anzupassen. Aber was, wenn einem unvermittelt und ohne erkennbaren, sprich abwendbaren, Anlass etwas Schreckliches passiert ist (wie es häufig bei Traumatisierungen der Fall ist)? Kann man dann durch Grübel- und Sorgenprozesse zukünftiges Leid tatsächlich verringern? Tatsächlich ist genau das Gegenteil der Fall, denn diese Prozesse halten die Betroffenen gerade »in der Traumatisierung fest«!

Aufmerksamkeitsprozesse. Auch Aufmerksamkeitsprozesse sind bei den Betroffenen verändert. So wird die Aufmerksamkeit in erster Linie dafür eingesetzt, potenzielle Gefahrenquellen im Auge zu behalten, um schnellstmöglich reagieren zu können, falls wieder Gefahr im Verzug ist. Hierzu zählen neben Gefahrensignalen in der äußeren Welt (z. B. könnte Frau Schicksalsschlag bei den nächsten Autofahrten hauptsächlich auf rücksichtslos schnell fahrende Autos achten) aber auch psychische Gefahren in Form der oben genannten Symptome, die ein Teil der normalen Verarbeitung sind. Sie geraten in den Fokus der Aufmerksamkeit, wenn man sie als Zeichen versteht, psychisch krank oder verrückt zu werden, und man sie dementsprechend bestmöglich bekämpfen möchte (positive Metakognition: »Wenn ich intensiv auf Gefahren achte, kann ich schneller reagieren und bin sicherer!«).

Verhaltensweisen. Auf der Verhaltensebene werden ebenfalls Strategien eingesetzt, die die Verarbeitung des Traumas verhindern und die Lebenssituation zusätzlich erschweren. Ein »vorsichtiges Verhalten« ist für eine gewisse Zeit verständlich und normal. Entsteht hieraus jedoch ein ausgeprägtes Vermeidungsverhalten, dann leidet das eigene Leben zusätzlich: Man tut dann Dinge nicht mehr, die getan werden müssen oder die man eigentlich gerne tut, und das Leben richtet sich immer stärker nach den Symptomen der Traumatisierung. Ein Extrembeispiel wäre in diesem Zusammenhang eine Person, die sich entscheidet, nur noch das Haus zu verlassen, wenn es gar nicht anders geht. Auch weitere

Verhaltensstrategien sind hinderlich für die Verarbeitung eines Traumas. Neben Vermeidungsverhalten findet sich häufig der Konsum von Alkohol oder Drogen, um die psychischen Symptome besser ertragen zu können, oder auch der Versuch, unliebsame Erinnerungen und Gedanken an das Ereignis zu unterdrücken.

Die Metakognitive Theorie versteht diese beschriebenen dysfunktionalen Denk-, Aufmerksamkeits- und Verhaltensstrategien des kognitiven Aufmerksamkeitssyndroms als Ursache dafür, warum die ursprünglich normalen Verarbeitungsprozesse eines abnormalen Ereignisses chronisch werden und zusätzliches Leiden entsteht.

Behandlung der Posttraumatischen Belastungsstörung durch Metakognitive Therapie

In der Metakognitiven Therapie wird nun das Ziel verfolgt, das kognitive Aufmerksamkeitssyndrom abzubauen, damit die normale, uns innewohnende Verarbeitung der Traumatisierung fortgesetzt und abgeschlossen werden kann.

Ein bedeutsamer erster Schritt, der als hilfreich von vielen Betroffenen erlebt wird, besteht in der Aufklärung darüber, dass die auftretenden Symptome natürlich nicht als angenehm, aber vielleicht doch als (zeitlich befristet) notwendig angesehen werden müssen, weil sie Teil der gesunden und normalen Heilung einer psychischen Wunde sind. Die Symptome haben nichts mit »Verrücktsein« zu tun und sind auch kein Anzeichen dafür, dass man einen irreparablen »psychischen Schaden« erlitten hat oder erleiden wird.

Im Rahmen der Erarbeitung eines individuellen Störungsmodells wird auf die Wundheilungsmetapher zurückgegriffen und dem Patienten verdeutlicht, wie das kognitive Aufmerksamkeitssyndrom eine abschließende Verarbeitung des Traumas verhindert. Daraus ergibt sich natürlich, dass die Betroffenen der Traumatisierung nicht ausgeliefert sind, sondern ihr Leid durch das Verlassen der ungünstigen Strategien und das Wiedererlernen eines alternativen Umgangs mit der Traumatisierung zumindest deutlich vermindern, wenn nicht sogar beenden können. Hierzu gehört aber auch die Tatsache, dass die Heilung von psychischen Wunden eben bestimmte Symptome bedingt, und diese Tatsache gilt es anzunehmen, wenn man sie vielleicht auch nicht gutheißt. Anschließend werden negative Überzeugungen über die Symptome der Posttraumatischen Belastungsstörung in Frage gestellt und die Vor- und Nachteile von Sorgen-Machen und Grübeln genau beleuchtet. Dabei lernen die Patienten, dass diese Denkprozesse unglücklicherweise dazu führen, dass sie das Trauma gerade nicht hinter sich lassen können und stattdessen Gefühle von Angst und Unsicherheit oder Hilflosigkeit, Traurigkeit und Schuld intensivieren und aufrechterhalten. Die Einführung und das Üben der losgelösten Achtsamkeit ermöglichen den Patienten ein distanzierteres Erleben von traumaassoziierten Gedanken und Erinnerungen. Auch wird daran gearbeitet, die Sorgen- und Grübelprozesse zu reduzieren, indem zum Beispiel zunächst mithilfe von losgelöster Achtsamkeit begonnen wird, Sorgen-Machen und Grübeln aufzuschieben. Parallel werden die zugehörigen positiven und negativen Metakognitionen (z. B. die positive Metakognition: »Mich-Sorgen hilft mir, zukünftige Traumatisierungen zu verhindern« oder die negative Metakognition: »Ich habe über Sorgen-Machen und Grübeln keine Kontrolle!«) in Frage gestellt und ebenfalls verändert. Durch die hiermit verbundenen positiven Effekte wird die Gewissheit gestärkt, dass man den Symptomen nicht einfach ausgeliefert ist, sondern aktiv handeln und zu einer Besserung der Symptomatik beitragen kann.

Im Folgenden stehen dann zunehmend ungünstige Verhaltensweisen im Vordergrund, die das Fortbestehen der Posttraumatischen Belastungsstörung zusätzlich unterstützen (wie oben erwähnt beispielsweise der Versuch, Gedanken und Erinnerungen zu unterdrücken, oder Alkoholkonsum als Strategie gegen belastende Symptome oder Vermeidungsverhalten). Das Ziel besteht darin, ihre negativen Wirkungen zu erkennen und diese Strategien dann schrittweise abzubauen.

Zu guter Letzt wird die Veränderung des Bedrohungsmonitorings, also das Ausrichten der Aufmerksamkeit auf potentielle Gefahren, bearbeitet. Es führt zu einer einseitigen Wahrnehmung der Umwelt als gefährlich und bedrohlich und sollte daher auf ein vernünftiges Maß zurückgeführt werden (in unserem Beispiel würde niemand Frau Schicksalsschlag ernsthaft empfehlen, sich unaufmerksam durch den Straßenverkehr zu bewegen. Die einseitige Fokussierung auf zu schnell fahrende Autos beeinträchtigt allerdings den im Straßenverkehr notwendigen flexiblen Einsatz der Aufmerksamkeitslenkung und könnte gerade dadurch zu einer Erhöhung des Unfallrisikos führen!).

Wie jede metakognitive Therapie endet die Behandlung der Posttraumatischen Belastungsstörung mit einer Gegenüberstellung der alten kognitiven Verarbeitungspläne (also der ursprünglichen Denk-, Aufmerksamkeits- und Verhaltensmuster) und der neuen Vorgehensweisen (die mit den alten Strategien inkompatibel sind), wenn sich zum Beispiel eine Erinnerung, ein Gedanke oder ein Gefühl in Bezug auf das erlebte Trauma melden. Die Gegenüberstellung dient dazu, die neuen Verarbeitungspläne zu verfestigen und zu vertiefen und stellt somit einen bedeutenden Teil der Rückfallprophylaxe dar.

BEISPIEL

»Ich bin also doch nicht verrückt!« Allein diese Erkenntnis war schon hilfreich. Die Beschwerden und dieses Gefühl der Hilflosigkeit waren kein Hinweis darauf, dass Frau Schicksalsschlag den Verstand verlor. Es war ja doch zumindest eine Zeit lang so gewesen, dass sie sich der Situation einfach nur ausgeliefert gefühlt und gedacht hatte, neben dem körperlichen Schaden hätte auch ihr Verstand gelitten. Da war es schon wichtig, wieder zu erkennen, dass sie durch das Erlernen und Anwenden eines anderen Umgangs mit den sich aufdrängenden Gedanken wieder mehr Kontrolle erlangt hatte. Auch die Erkenntnis, dass sich zwar »etwas verselbstständigt« hatte, sie aber dies auch wieder in den Griff bekam, hatte sie vorangebracht. Immer nur auf Gefahren zu lauern hatte ihr nicht nur beim Fahren zu schaffen gemacht, sondern auch das ein oder andere Mal von Fahrten mit dem Auto abgehalten. Es ging ihr jetzt deutlich besser, die belastenden Symptome wurden Schritt für Schritt weniger, und dabei hatte sie gar nicht mit der Therapeutin über den eigentlichen Unfall reden müssen ...

Wichtige therapeutische Maßnahmen. Die wesentlichen Therapieelemente bei Posttraumatischer Belastungsstörung finden Sie im Folgenden nochmals zusammengefasst (s. auch Wells, 2011).

- Erarbeitung eines individuellen Störungsmodells
- Einführung des metakognitiven Modus und Training von losgelöster Achtsamkeit
- Veränderung der negativen und positiven metakognitiven Überzeugungen und Beginn der Reduktion des CAS (Sorgen- und Grübelprozesse)
- Veränderung der Aufmerksamkeitslenkung
- Erarbeitung eines neuen, hilfreichen Umgangs mit automatisch auftretenden Symptomen nach einem Trauma (z. B. dem Auftreten von Erinnerungen)

Unterschiede zu anderen Behandlungsstrategien

In dem letzten Punkt, den Frau Schicksalsschlag erwähnt, zeigt sich ein für Betroffene wesentlicher Unterschied der Metakognitiven Therapie gegenüber anderen Therapiemethoden. Es ist in der Metakognitiven Therapie möglich, die Posttraumatische Belastungsstörung zu behandeln, ohne die Inhalte der Traumatisierung intensiv besprechen zu müssen. Dies liegt darin begründet, dass die Metakognitive Therapie eben nicht versucht, Techniken einzusetzen, die das Trauma verarbeiten sollen, wie z. B. Expositionstechniken. Stattdessen versucht sie, Denk-, Aufmerksamkeits- und Verhaltensmuster zu unterbinden, die die natürliche und quasi ohne unser Zutun ablaufende Verarbeitung verhindern. Es geht also darum, den angenommenen natürlichen psychischen Heilungsprozess wieder in Gang zu setzen. Dies kann für die Menschen ein sehr hilfreiches Vorgehen sein, die deshalb keine Therapie in Anspruch nehmen, weil sie große Angst haben, die Traumatisierung nochmals »durchleben« zu müssen. Wenn konfrontierende psychotherapeutische Techniken eine scheinbar unüberwindbare Hürde für eine betroffene Person darstellen, kann eine metakognitive Behandlung eine machbare Alternative sein.

3.5 Zwangsstörungen

Symptomatik

Immer wieder am Tag melden sich diese aufdringlichen Gedanken und Vorstellungen, die Sie als so extrem unangenehm und abstoßend erleben. Es sind oft Gedanken gewalttätigen Inhalts (z. B. »Ich könnte meine Frau erstechen!«), sexuellen Inhalts (»Ich könnte mein Kind missbrauchen!«) oder religiösen Inhalts (»Gott ist ein Schwein!«). Auch treten häufig Zweifel auf (»Hab ich wirklich die Tür abgeschlossen?«) oder Befürchtungen, sich kontaminiert zu haben (»Hab ich nicht gerade den Mülleimer berührt? Jetzt werden alle krank, die ich berühre!«). Sie fühlen sich angespannt und miserabel, wenn diese Gedanken auftauchen, und versuchen intensiv, etwas dagegen zu unternehmen. Und dies, obwohl diese Gedanken weder Ihre Sichtweisen widerspiegeln noch Sie diese jemals in die Tat umsetzen möchten! Zum einen gehen Sie »auf Nummer sicher«: Zuhause gibt es kein einziges Messer mehr, Ihr Kind sehen Sie nie alleine, sondern immer in Begleitung, Sie kontrollieren immer wieder, ob die Türen wirklich auch geschlossen sind, waschen sich unzählige Male am Tag die Hände und putzen ständig Ihre Wohnung. Um Gott wieder zu besänftigen, beten Sie jeden Tag eine bestimmte Anzahl »Vaterunser«. Leider kosten diese Maßnahmen wahnsinnig viel Zeit und beeinträchtigen Ihr Leben erheblich. Auch ist die Haut Ihrer Hände schon ganz kaputt vom vielen Waschen. Natürlich haben Sie auch versucht, den problematischen Situationen ganz aus dem Weg zu gehen. Aber dadurch ist das Leben extrem eingeschränkt worden und ein einziger Spießrutenlauf gewesen. Und auch Ihre Freunde verstehen nicht, dass sie auf einmal zu schmutzig sein sollen, um zu Besuch kommen zu dürfen. Am besten wäre es, wenn man diese abartigen Gedanken und Vorstellungen einfach wegbekommen könnte. Leider sind auch die Versuche, diese Gedanken gar nicht erst aufkommen zu lassen oder schnellstmöglich zu unterdrücken, wenn Sie

Ihnen doch in den Kopf geschossen sind, nicht von Erfolg gekrönt. Stattdessen scheinen sich die Gedanken und Gefühle trotz Ihres Bemühens eher auszubreiten und immer öfter aufzutreten …

Menschen, die etwas Derartiges erleben, leiden höchstwahrscheinlich unter einer Zwangsstörung.

BEISPIEL

Frau Kontrollstark liegt bereits im Bett, als sich plötzlich wieder dieser Zweifel meldet: »Hast du wirklich den Herd ausgemacht oder ihn doch angelassen?« Frau Kontrollstark erlebt diese Gedanken sehr real, denn warum sollte sich so ein Gedanke melden, wenn nichts an ihm dran ist? Außerdem war auch sofort dieses Angst- und Anspannungsgefühl da. »Wenn der Herd wirklich an wäre, dann könnte ja ein Feuer ausbrechen und das ganze Haus abbrennen. Und viele Menschen würden zu Schaden kommen, vielleicht sterben sogar einige Nachbarn! Und ich wäre dann schuld!« Je länger sich Frau Kontrollstark Sorgen macht, desto schlechter fühlt sie sich. Da ist es doch besser aufzustehen. Sie geht in die Küche und beginnt den Herd zu kontrollieren. Dabei schaut sie extrem genau auf die Schalter und tippt dann genau zehn Mal mit dem Zeigefinger auf jeden Schalter und sagt bei jedem Tippen leise zu sich: »Aus!« Als sie mit allen Schaltern fertig ist, betrachtet sie zudem den Herd genau und versucht sich dieses Bild wie ein Foto einzuprägen. Dann kann sie es nämlich immer abrufen und sich ganz sicher sein, dass der Herd aus ist. Als ihr Handy noch heil war, machte sie manchmal auch Fotos, die konnte sie dann im Bett ansehen, wenn sich der nächste Zweifel meldete. Aber diesmal würde sie sich auf ihre Erinnerung verlassen müssen. Sie nahm sich daher viel Zeit, prägte sich das Bild von ihrem Herd ein und verließ dann die Küche. Beim Rausgehen hatte sie aber den Eindruck, dass die Vorstellung schon ungenau wurde. Also nochmal zurück und von vorn. Morgen würde sie den Pizzaservice rufen, dann wäre der Herd zumindest für einen Tag einmal kein Thema …

Nachfolgend werden die diagnostischen Kriterien dieser psychischen Erkrankung nach ICD-10 zusammengefasst.

Zwangsstörung

- Entweder Zwangsgedanken oder Zwangshandlungen (oder beides) an den meisten Tagen über einen Zeitraum von mindestens zwei Wochen
- Die Zwangsgedanken (Ideen oder Vorstellungen) und Zwangshandlungen zeigen sämtliche folgende Merkmale:

(1) Sie werden als eigene Gedanken/Handlungen von den Betroffenen angesehen und nicht als von anderen Personen oder Einflüssen eingegeben.
(2) Sie wiederholen sich dauernd und werden als unangenehm empfunden und mindestens ein Zwangsgedanke oder eine Zwangshandlung wird als übertrieben und unsinnig erkannt.
(3) Die Betroffenen versuchen, Widerstand zu leisten (bei lange bestehenden Zwangsgedanken und Zwangshandlungen kann der Widerstand allerdings sehr gering sein). Gegen mindestens einen Zwangsgedanken oder eine Zwangshandlung wird gegenwärtig erfolglos Widerstand geleistet.
(4) Die Ausführung eines Zwangsgedankens oder einer Zwangshandlung ist für sich genommen nicht angenehm (dies sollte von einer vorübergehenden Erleichterung von Spannung oder Angst unterschieden werden).

- Die Betroffenen leiden unter den Zwangsgedanken und Zwangshandlungen oder werden in ihrer sozialen oder individuellen Leistungsfähigkeit behindert, meist durch den besonderen Zeitaufwand.

Das metakognitive Störungsmodell der Zwangsstörung

Unangenehme, bizarre oder gar abartige Gedanken sind kein Phänomen, das nur Menschen mit einer Zwangserkrankung erleben. Auch der gesunde Durchschnittsmensch hat immer mal wieder solche Gedanken und Vorstellungen. Der entscheidende Unterschied ist jedoch, dass diese Gedanken für Zwangspatienten eine andere Bedeutung haben, mit anderen Worten, ihre Metakognitionen sind anders als beim gesunden Menschen.

Die Gedankenfusionen. Wir finden auf der metakognitiven Ebene verschiedene Formen der sogenannten »Gedankenfusionen« (Wells, 2011): So glauben Zwangspatientinnen beispielsweise, dass Gedanken die Macht haben, sie gegen ihren Willen etwas tun zu lassen (Gedanken-Handlungs-Fusion). Dadurch wird ein aggressiver Zwangsgedanke wie zum Beispiel »Ich könnte meinen Mann im Schlaf mit einem Messer erstechen!« erst bedrohlich und lässt die Betroffenen Sicherheitsmaßnahmen treffen. Ein anderes Beispiel ist, dass das Auftreten eines Zwangsgedankens bedeutet, dass die Welt exakt genau so ist, wie der Gedanke es aussagt (Gedanken-Ereignis-Fusion). Gedanken werden also wie Sinneswahrnehmungen behandelt. Der Gedanke »Hab ich nicht den Herd angelassen?« oder »Jetzt bin ich kontaminiert!« bekommt erst durch diese Metakognition seine Bedrohlichkeit. Das Auftreten von Angst und der Impuls, den Herd zu kontrollieren oder sich zu waschen, sind nur die logische Folge. Das metakognitive Modell versteht also die Angst und Anspannung der Zwangspatientin sowie die damit in Verbindung stehenden Bewältigungsstrategien als Folge ihrer metakognitiven Überzeugungen, die er über seine Zwangsgedanken und Zwangsvorstellungen hat.

Das kognitive Aufmerksamkeitssyndrom besteht bei der Zwangsstörung aus Grübel- und Sorgenprozessen, Bedrohungsmonitoring sowie einer ganzen Reihe von Verhaltensstrategien, die die gefürchtete Bedrohung abwenden und das Wohlbefinden der Patientin wiederherstellen sollen. Sorgen-Machen ist eine häufige Reaktion auf einen Zwangsgedanken (z. B. einen spontan auftretenden Zweifel). Die Betroffenen machen sich Sorgen, was diese Gedanken für ihr Leben bedeuten könnten, und malen sich teilweise richtig schreckliche Szenarien aus. Es ist kein Wunder, dass Angst und Anspannung steigen, und ebenso logisch, dass Maßnahmen dagegen ergriffen werden. Grübeln stellt in diesem Zusammenhang eine Möglichkeit dar. Es wird zum Beispiel analysiert, was man in den letzten Stunden gemacht hat, versucht, sich eine lückenlose und bildhafte Erinnerung vor Augen zu rufen und sich so zu versichern, dass alles in Ordnung ist und man eben nicht die Haustür offen oder den Herd angelassen hat. Leider ist es unmöglich, für alles, was man über den Tag gemacht hat, eine lebendige Erinnerung zu haben. Und dies funktioniert schon gar nicht, wenn man versucht, sich zu erinnern, dass man etwas nicht gemacht hat (wie z. B. jemanden auf dem Gehweg versehentlich vor ein Auto gestoßen). Erinnerungen entstehen eben für Dinge, die geschehen sind, und ihr Fehlen ist ein gutes Zeichen dafür, dass ein gefürchtetes Ereignis nicht stattgefunden hat. Das Fehlen einer Erinnerung reicht den Betroffenen aber in der Regel nicht. Es entsteht sofort ein neuer Zweifel und so werden weitere Maßnahmen ergriffen, die für Sicherheit sorgen sollen.

Die Aufmerksamkeit wird aber nicht nur auf äußere Gefahrenquellen gerichtet. Viele Betroffene suchen ihr Bewusstsein geradezu nach bedrohlichen Zwangsgedanken ab und setzen auch mentale, also nicht-sichtbare Strategien ein, um Sicherheit und Wohlbefinden zurückzuerlangen. Ein Beispiel hierfür wären bestimmte Zählrituale, die häufig in Kombination mit bestimmten Handlungen ausgeführt werden, oder der Versuch, unliebsame Gedanken und Vorstellung schnellstmöglich zu unterdrücken. Die Denk-, Aufmerksamkeits- und Verhaltensstrategien als Reaktion auf einen Zwangsgedanken haben häufig einen rituellen Charakter, man spricht daher auch von Zwangsritualen.

Stoppsignale. Außergewöhnlich ist die Dauer dieser Rituale. Die Betroffenen orientieren sich bei ihren Handlungen nämlich nicht an ihrem Wissen oder ihren Sinneseindrücken bezüglich der jeweiligen Situation. Stattdessen führen sie Rituale solange durch, »bis es sich wieder richtig anfühlt«. Wenn ein Zwangspatient also beispielsweise vor einem Herd steht und kontrolliert, ob dieser ausgeschaltet ist, so reicht ihm der Sinneseindruck nicht. Obwohl er sieht, dass alle Schalter auf null stehen, kontrolliert er wiederholt und solange, bis sein Gefühl wieder »stimmig« ist. Dies ist in der Regel der Moment, an dem die auslösenden Zwangsgedanken (z. B. der Zweifel »Hab ich den Herd wirklich ausgeschaltet?«) verschwunden sind. Man könnte daher zu dem Schluss kommen, dass Zwangshandlungen also im Kern eher auf den Versuch zielen, die unangenehmen Zwangsgedanken und damit einhergehenden Gefühle zu eliminieren als tatsächlich angenommene Gefahren abzuwenden. Auch hier spielen Metakognitionen eine Rolle. Denn neben den speziellen metakognitiven Überzeugungen, welche Bedeutung Zwangsgedanken haben und welche Gefahren mit ihnen verknüpft sind, existieren auch noch weitere, die sich auf die Dauer des Bestehens von Zwangsgedanken und den entsprechenden Gefühlen beziehen. Bei Betroffenen einer Zwangsstörung finden wir hier häufig die Metakognition, dass die entsprechenden Zwangsgedanken und Gefühle nämlich bestehen bleiben würden, wenn keine Zwangshandlungen ausgeführt würden. Ohne Zwangshandlungen würde dies also dauerhaftes Leiden bedeuten. Und auch davor sollen eben die Zwangsrituale schützen.

Behandlung der Zwangsstörung durch Metakognitive Therapie

Die Behandlung der Zwangsstörung beginnt mit der Entwicklung eines individuellen Störungsmodells (nach Wells, 2011). Es enthält die Metakognitionen der Betroffenen über ihre Zwangsgedanken und Rituale und eine detaillierte Aufführung des kognitiven Aufmerksamkeitssyndroms (also der sichtbaren und mentalen Zwangshandlungen). Den Betroffenen werden die verschiedenen Zusammenhänge erklärt, die Nachteile ihrer bisherigen Strategien verdeutlicht und es werden die kommenden Behandlungsschritte abgeleitet.

Im Fokus der Behandlung steht die Veränderung der Metakognitionen über Zwangsgedanken und Rituale. Zudem sollen Zwangsgedanken nicht mehr nur wie Realität erlebt werden können, die bedrohlich ist und Gegenmaßnahmen bedarf. Patienten sollen stattdessen die Fähigkeit zurückgewinnen, Zwangsgedanken wieder richtig einzuordnen und zu erleben: als Gedanken, die keine Auswirkungen auf die Realität haben und nichts über die Realität aussagen. Zu diesem Zweck wird nach dem Fallkonzept begonnen, die Technik der losgelösten Achtsamkeit einzuführen und ausgiebig zu üben. Patienten lernen dadurch, sich auf eine andere Art auf ihre Zwangsgedanken zu beziehen und diese »stehen« zu lassen, ohne auf sie zu reagieren. Dies wird – wenn möglich – genutzt, um Zwangshandlungen zumindest schon einmal aufzuschieben. Im weiteren Verlauf werden dann die Metakognitionen in Bezug auf die Zwangsgedanken mit verschiedenen Techniken (z. B. Disputationstechniken oder Durchführung von Verhaltensexperimenten) in Frage gestellt und verändert. In einem nächsten Schritt folgt dann die Arbeit an den Metakognitionen über Rituale. Auch diese Überzeugungen werden in Frage gestellt und auch sie mit Verhaltensexperimenten überprüft. Dazu wird es spätestens an dieser Stelle notwendig, die Zwangsrituale zu stoppen, um Vorhersagen über die Konsequenzen überprüfen zu können (bspw. die Vorhersage, dass Zwangsgedanken und die entsprechenden Gefühle bestehen bleiben werden, wenn man nicht auf sie reagiert). Hier wird es wichtig, mit den Patienten neue Kriterien zu erarbeiten, wann zum Beispiel Hände gründlich gewaschen sind oder der Herd ausgeschaltet ist, und somit diese Tätigkeiten beendet werden können. Man spricht in diesem Zusammenhang von der Erarbeitung neuer Stoppsignale, die die alten Stoppsignale (beispielsweise »Ich höre mit dem Händewaschen auf, wenn ich mich sauber fühle« oder »Ich höre auf, den Herd zu kontrollieren, wenn ich den ausgeschalteten Herd perfekt erinnern kann«) ablösen. Die neuen Vorgehensweisen werden nun mehr und mehr im Alltag des Patienten implementiert. Er stellt sich zunehmend Situationen, die Zwangsgedanken auslösen, trainiert die Anwendung von losgelöster Achtsamkeit und führt seine Handlung entsprechend seiner neuen Stoppsignale durch. Dadurch wird es immer intensiver möglich, Zwangsgedanken als gewöhnliche Gedanken zu erleben, die keine Bedeutung für das eigene Leben haben. Die Behandlung endet wie immer mit einer Rückfallprophylaxe, die unter anderem die Gegenüberstellung des alten und neuen Umgangs mit Zwangsgedanken beinhaltet.

BEISPIEL

Frau Kontrollstark tat sich anfangs noch etwas schwer mit der Therapie. Immerhin sollten Gedanken auch einfach Ausschuss und damit unbedeutend sein können, und das kam ihr komisch vor. Das Üben von losgelöster Achtsamkeit vermittelte ihr jedoch eine ganz neue Art, mit Gedanken umzugehen, und als sie die Anwendung auf ihre Zwangsgedanken übte, war sie sehr überrascht. Zwangsgedanken hatten plötzlich immer weniger Macht über sie und auch ihr Einfluss auf ihr Gefühlsleben wurde weniger. Das Tolle daran war, dass dies funktionierte, obwohl sie viel weniger über diese Gedanken nachdachte. Nach und nach verzichtete sie auch zunehmend auf ihre Zwangshandlungen. Stattdessen bediente sie den Herd so wie jeder andere Durchschnittsmensch auch. Zwar fühlte sich das anfangs noch sehr unangenehm an, aber wenn sie sich dann wieder anderen Dingen zuwandte und Gedanken und Gefühle einfach Gedanken und Gefühle sein ließ, dann verschwanden diese irgendwann ganz von selbst. Sie musste sich also nicht dauerhaft schlecht fühlen, wenn sie auf ihre Zwangshandlungen verzichtete! Am nächsten Morgen war es zudem ein tolles Gefühl, zu sehen, dass der Herd trotz der abendlichen Zweifel ausgeschaltet war: Sie konnte sich wohl viel mehr auf sich verlassen, als sie bisher geglaubt hatte!

Wichtige therapeutische Maßnahmen. Die wesentlichen Therapieelemente bei Zwangsstörungen finden Sie im Folgenden nochmals zusammengefasst

- Erarbeitung eines individuellen Störungsmodells
- Einführung des metakognitiven Modus und intensives Training von losgelöster Achtsamkeit
- Veränderung von metakognitiven Überzeugungen über Zwangsgedanken und Beginn der Reduktion des kognitiven Aufmerksamkeitssyndroms
- Veränderung von metakognitiven Überzeugungen über Zwangshandlungen/Zwangsrituale und Reduktion des kognitiven Aufmerksamkeitssyndroms
- Erarbeitung eines neuen, hilfreichen Umgangs mit automatisch auftretenden Zwangsgedanken

Unterschiede zu anderen Behandlungsstrategien

Auf den ersten Blick scheinen sich die Kognitive Verhaltenstherapie und die Metakognitive Therapie in der Behandlung der Zwangsstörung ähnlich zu sein. So werden zum Beispiel Störungsmodelle erarbeitet, verbale Techniken und Verhaltensexperimente eingesetzt, um dysfunktionale Überzeugungen zu verändern, oder Expositionen mit Reaktionsverhinderung durchgeführt.

Dennoch existiert ein entscheidender Unterschied: Die Metakognitive Therapie interveniert ausschließlich auf der Metaebene und nicht auf der sogenannten Objektebene, wie es die Kognitive Verhaltenstherapie in der Regel tut. Was bedeutet das? Bei Zwangspatienten fallen immer wieder typische Überzeugungen auf, wie beispielsweise der Anspruch auf 100 % Sicherheit, die übertriebene Übernahme von Verantwortung oder die übertriebene Einschätzung einer Situation als gefährlich. Derartige Einstellungen und Überzeugungen sind in der Kognitiven Verhaltenstherapie häufig Thema in der Behandlung und werden mit klassischen kognitiven Techniken zu verändern versucht. Die Metakognitive Therapie wendet sich derartigen Überzeugungen nicht zu. Sie versteht sie stattdessen als zwangsläufige Folge des kognitiven Aufmerksamkeitssyndroms, insbesondere der Sorgen- und Grübelprozesse der Betroffenen. Aus diesem Grund zielt sie auch ausschließlich auf dessen Veränderung. Da die Metakognitionen der Patientin die Steuerungsebene des kognitiven Aufmerksamkeitssyndroms darstellen, stehen sie im Vordergrund einer Metakognitiven Therapie. Auf dieser Ebene werden dann verschiedene Techniken eingesetzt, die wiederum denen der Kognitiven Verhaltenstherapie ähnlich oder mit ihnen identisch sind, wie zum Beispiel Disputationstechniken. Allerdings erfolgt ihr Einsatz nur auf der Metaebene, also um Metakognitionen bezüglich der Zwangsgedanken oder der Rituale zu verändern.

Auch Expositionen mit Reaktionsverhinderung werden in der Metakognitiven Therapie durchgeführt. Allerdings erfolgt diese Durchführung nie mit dem Ziel, Patienten die Erfahrung zu ermöglichen, sich an auftretende hohe Anspannung körperlich zu gewöhnen. Stattdessen dienen Expositionen der Einübung von in der Therapie vermittelten Techniken wie der losgelösten Achtsamkeit und der Reduktion des kognitiven Aufmerksamkeitssyndroms. Das Stoppen des kognitiven Aufmerksamkeitssyndroms ermöglicht der Patientin dann neue Erfahrungen im Umgang mit ihren Zwangsgedanken und -vorstellungen, die ihre metakognitiven Überzeugungen verändern können. Expositionen können auch direkt zum Überprüfen einer bestimmten Metakognition eingesetzt werden, sie haben dann ausschließlich den Charakter eines Verhaltensexperiments. Expositionen haben durch diese Schwerpunkte eine deutlich kürzere Dauer als in der Kognitiven Verhaltenstherapie üblich. Zudem bedeutet die Anwendung von Therapietechniken wie losgelöster Achtsamkeit, dass unangenehme Gefühle und die damit einhergehende Anspannung eher kleiner ist, als die Patienten es aus ihrem Alltag kennen. Dieser Nebenaspekt hat bei manchen Patienten überhaupt erst die Zustimmung zu einer Exposition zur Folge und kann Therapieabbrüche verhindern.

3.6 Weitere Anwendungsgebiete

Die Metakognitive Therapie ist eine aktuelle und vitale neue Entwicklung. Daher verwundert es nicht, dass sich im Laufe der Zeit und auch unseres therapeutischen Arbeitens die Anwendung von metakognitiven Strategien im Zusammenhang mit schwierigen Lebenssituation aber auch in Bearbeitung einiger weiterer Störungsbilder als hilfreich erwiesen hat. Diese Entwicklungen und die Hintergründe der Anwendung wollen wir an dieser Stelle kurz skizieren, auch wenn nicht bei allen hier vorgestellten Anwendungen bereits so ausgearbeitete Störungsmodelle vorliegen wie bei den bisher erläuterten Krankheitsbildern.

Schwerwiegende körperliche Erkrankungen

Bei Menschen mit schwerwiegenden körperlichen Erkrankungen kommt es häufig zu Symptomen, die auch im Kontext von depressiven Störungen oder Angststörungen auftreten und die auch die diagnostischen Kriterien dieser Störungen erfüllen. Ein häufiger Irrtum (auch auf ärztlicher oder psychotherapeutischer Seite) ist es, das beobachtete psychische Leid kausal ausschließlich auf die körperliche Erkrankung zurückzuführen. Häufig fallende Äußerungen wie »wäre ich so krank, dann wäre ich auch depressiv« oder »klar sollte man Angst haben, wenn man so bedrohlich erkrankt ist« greifen hier zu kurz. Übersehen wird hier bei vielen der betroffenen Menschen, dass hier das »normale« bzw. »nachvollziehbare« Maß von Ängsten oder Sorgen bei weitem überschritten ist und die Lebensqualität in übermäßigem Umfang leidet.

An welchen Stellen können sich hier nun metakognitive Strategien für die betroffenen Menschen als hilfreich erweisen? Hierzu einige Beispiele:

Menschen mit bösartigen und gegebenenfalls unheilbaren Erkrankungen (»Krebs«)

Wird bei einem Menschen eine solche Erkrankung diagnostiziert, so ist sicherlich nachvollziehbar, dass die Betroffenen beginnen, sich über die Ursachen und die Auswirkungen dieser Erkrankung Gedanken zu machen. Sie möchten z. B. ggf. bekannte verursachende Krankheitsfaktoren minimieren, um Überlebenschancen zu erhöhen, oder möchten auch Vorbereitungen für sich und andere treffen, sollte die Erkrankung einen ungünstigen Verlauf nehmen.

Dieses an sich hilfreiche Nachdenken und Vorsorgen kann sich aber auch zu Grübel- und Sorgenprozessen entwickeln. Es wird dann immer wieder und intensiv darüber nachgedacht, wie die Krankheit entstehen konnte, warum es gerade einen selbst getroffen, ob diese Krankheit nicht eine Bestrafung für etwas ist, was man in seinem Leben falsch gemacht hat usw. Dazu können dann noch Sorgenprozesse bzgl. des weiteren Krankheitsverlaufs, der Länge der verbleibenden Zeit, der Versorgung von Angehörigen, von eventuell auftretenden Komplikationen und Schmerzen etc. treten.

Natürlich ist es an erster Stelle wichtig, mit den Betroffenen zwischen den natürlich auftretenden Gedanken und Gefühlen in einer solchen Situation und den stark belastenden Sorgen- und Grübelprozessen zu unterscheiden, die die Lebensqualität in dann deutlich einschränken.

Neben Grübeln und Sorgen-machen spielt aber häufig auch das Bedrohungsmonitoring eine Rolle. Die Krankheitssymptome werden über den Tag immer wieder intensiv beobachtet, um Veränderungen der Krankheit schnellstmöglich zu erkennen und dann entsprechend reagieren zu können. Diese ständige Beobachtung meiner Erkrankung bedeutet aber eben auch, dass diese in diesen Momenten im Mittelpunkt steht. Dadurch rücken die Symptome in den Fokus und werden dadurch ebenso intensiver wahrgenommen wie die entsprechenden Gefühle, die mit der Erkrankung einher gehen. Es entsteht zusätzliches Leid.

Auch die Verhaltensebene ist häufig betroffen. Die Betroffenen halten sich oft nicht nur an die Empfehlungen der behandelnden Fachleute (was wichtig und richtig ist!), sondern verändern darüber hinaus ihr Verhalten und ihre Lebensführung. Viele schonen sich z. B. übermäßig stark. Dadurch können Aktivitäten, die für die Betroffenen wichtig sind oder Lebensqualität bedeuten, verloren gehen, und zusätzliche Probleme entstehen wie bspw. Streit in der Partnerschaft (weil vielleicht der Partner der Meinung ist, dass die Krankheit kein ausreichender Grund ist, die Zeit ausschließlich auf der Couch zu verbringen, nicht im Haushalt zu helfen, etc.).

In der praktischen Arbeit kann hier die Anwendung eines Störungsmodells, dass dem der in der Therapie der depressiven Störung angelehnt ist, hilfreich sein. Die Einordnung der auftretenden psychischen Symptome in ein solches Störungsbild und dann die Anwendung der entsprechenden therapeutischen Schritte zur Wiedererlangung der Kontrolle über die Grübel- und Sorgenprozesse kann zu einer deutlichen Verringerung des seelischen Leids führen.

BEISPIEL

Bei Herrn Unklarend wurde ein Prostatakarzinom entdeckt. Seine behandelnden Ärzte haben ihn über die schwere der Erkrankung, die damit einhergehenden Risiken und die Behandlungsmöglichkeiten ausführlich aufgeklärt. Sie sehen gute Chancen für eine Genesung, haben aber auch auf möglich Komplikationen hingewiesen, eine klare Prognose ist nicht möglich. Die erste Therapie gibt Anlass zur Hoffnung … Und dennoch geht es Herrn Unklarend zunehmend psychisch schlechter. Er macht sich immer wieder Gedanken, warum er nicht früher zu den Vorsorgeuntersuchungen gegangen ist und was er in seinem Leben wohl falsch gemacht hat, das im nun so etwas wiederfährt. Und dann ist da ja noch die Sorge um seine Frau, was wird Sie ohne ihn machen, ist sie ausreichend finanziell abgesichert, wird sie das gemeinsame Häuschen halten können. Diese Gedankenprozesse beschäftigen ihn jeden Tag mehrere

Stunden, nachts grübelt er stundenlang. Er hat an nichts mehr Freude, ist erschöpft und gereizt. Sein Hausarzt hat ihm erläutert, dass eine solche Reaktion ja nachvollziehbar ist, ihn dann aber doch empfohlen, sich Unterstützung zu holen, da er offensichtlich extrem leidet. In der sich nun anschließenden metakognitiven Therapie wird ein entsprechendes Störungsmodell erarbeitet. Begleitend mit der Anwendung des Gedankenaufschubexperiments und dem Wiedererlangen der Kontrolle (Herr Unklarend entscheidet nun selber, wann er sich mit seiner Erkrankung und den Folgen auseinandersetzt) werden im späteren Verlauf auch die positiven Metakognitionen (»Durch Nachdenken ich werde die Ursachen meiner Erkrankung erkennen und Heilungsansätze finden«, »Wenn ich nur genug nachdenke, werde ich auf ein noch so schreckliches Ende vorbereitet sein«) bearbeitet. Darüber hinaus entdeckt Herr Unklarend, dass die ständige Selbstbeobachtung zur Folge hat, dass ihm selbst die kleinsten (und unbedeutenden) körperlichen Veränderungen auffallen. Unglücklicherweise beginnt er dann, sich über diese Dinge Sorgen zu machen und wenn er erst einmal in seinen Gedankenkreisen gefangen ist, dann bleiben auch leider all die Aktivitäten auf der Strecke, die er sich für den Tag vorgenommen hatte. Mithilfe der Behandlung gelingt es Herrn Unklarend, neben Grübel- und Sorgenprozessen auch das Bedrohungsmonitoring zu reduzieren. Dadurch kann er sich wieder mehr den positiven Aspekten seines Lebens widmen. So plant er z. B. einen Urlaub mit seiner Frau im nächsten Jahr und nimmt auch wieder mehr an alltäglichen Aufgaben und Aktivitäten teil. Geheilt ist Herr Unklarend in Bezug auf seine Krebserkrankung leider (noch) nicht, er geht auch weiterhin zu Therapien und Nachuntersuchungen. Die Zeit dazwischen kann er jetzt aber für sich deutlich besser nutzen.

Chronische Erkrankungen

Wenn Menschen unter chronischen Erkrankungen (z. B. Diabetes mellitus, Bluthochdruck, Schmerzstörungen) leiden, so sind sie aufgrund des Wesen der Erkrankung ständig mit dieser konfrontiert. Dieser Umstand basiert auf den anhaltend oder immer wieder auftretenden Krankheitssymptomen, notwendigen Untersuchungen oder medizinischen Maßnahmen, aber häufig auch aufgrund der intensiven gedanklichen Auseinandersetzung mit der Erkrankung. Somit besteht zumindest das Risiko, dass sich belastende Sorgen- und Grübelprozesse entwickeln und subjektiv verselbstständigen, die Aufmerksamkeit immer mehr auf die Krankheitssymptome gerichtet wird, sich das Verhalten ungünstig verändert und somit das Leiden deutlich verstärken. Wertvolle Lebensbereiche treten zunehmend in den Hintergrund, die Erkrankung bestimmt das Leben.

BEISPIEL

Herr Schmerzgehwech war früher erfolgreicher Leistungssportler, mittlerweile ist er erfolgreich in seinem Beruf, führt eine liebevolle Ehe und hat drei Kinder. Wenn da nur nicht die Knochen wären! Jeden Tag diese Schmerzen in Armen, Beinen und Rücken, diese sind kaum auszuhalten. Nach der Arbeit schafft er es häufig nur noch auf das Sofa, an ein Spielen mit den Kindern ist gar nicht zu denken. Seine Frau ist mittlerweile auch schon verzweifelt, alles bleibt an Ihr hängen. Ständig (auch nachts, wenn er aufgrund der Schmerzen mal wieder nicht schlafen kann) denkt er darüber nach, warum er nur so lange seinem Sport nachgegangen ist, er wusste doch um die Spätfolgen. Und obwohl er so ziemlich alles an Schmerztherapien leider mit begrenztem Erfolg ausprobiert hat, überlegt er, was noch weiterhelfen könnte. Und wenn nichts hilft, was passiert dann mit ihm und seiner Familie, hat seine Frau nicht letztens schon angedeutet, dass es so nicht weitergeht, wird sie ihn vielleicht verlassen und wenn er dann auch seinen Beruf nicht mehr ausüben kann ...? Herr Schmerzgehwech erkennt sich mit seiner ständigen Erschöpfung und Antriebslosigkeit selber nicht wieder. Nachdem ihm sein Arzt gesagt hat, dass er sich psychotherapeutische Hilfe suchen sollte, beginnt Herr Schmerzgehwech eine Therapie. Interessanterweise wird wenig über die Ursachen seiner Beschwerden gesprochen (aber eigentlich kennt er die ja auch selber und ausprobiert hat er ja medizinisch auch schon alles...), vielmehr bespricht er mit dem Therapeuten wie er selber entscheiden kann, wann er sich mit seinen Beschwerden gedanklich auseinandersetzt und wie er seine Aufmerksamkeit lenken kann. Dadurch hat er plötzlich wieder mehr Zeit und hat letzten Endes sogar mit seinen Kindern Fußball gespielt. Die Schmerzen sind nicht weg, schlimmer sind sie aber auch nicht geworden und er hat zumindest das gute Gefühl, für seine Familie mehr da sein zu können.

Wie man an diesem Beispiel sehen kann, wurde bei dem Patienten eine Kombination aus Individuellem Störungsmodell, Wiedererlangung von Kontrolle über die eigenen Gedankenprozesse, Techniken zur Aufmerksamkeitslenkung und eine Verhaltensaktivierung angewandt. Neben der Rückgewinnung von Kontrolle über Sorgen- und Grübelprozesse und die Reduktion von Bedrohungsmonitoring spielt auch hier wieder die Refokussierung auf andere wichtige Lebensbereiche abseits der Erkrankung eine wichtige Rolle für die Steigerung des Wohlbefindens, ohne die körperliche Ursache beseitigen zu können. Diese Vorgehensweise ist auch anwendbar, wenn für die körperlichen Beschwerden keine sogenannten »handfesten« Untersuchungsbefunde vorliegen, also bei Somatisierungsstörungen und somatoformen Schmerzstörungen.

Trauer

Obwohl natürlich Trauer ein Phänomen ist, das erst beim Vorliegen klarer Kriterien als Störung bezeichnet werden sollte, suchen Menschen häufig z. B. nach Verlust von Angehörigen oder sonstigen Trauer auslösenden Situationen therapeutische Hilfe. Neben der Entpathologisierung von Trauer können dann auch bei ungewöhnlich langem Verlauf metakognitive Interventionen unterstützen. Ein häufiges Missverständnis, das uns in der Praxis wiederholt begegnet ist, besteht darin, dass man erst einmal bis in die tiefsten Tiefen der Trauer eintauchen muss, um den Verlust verarbeiten zu können. Menschen, die dieser Idee folgen, ermöglichen sich dementsprechend gezielt Gelegenheiten, tiefe Trauer zu empfinden. Maßnahmen können in diesem Zusammenhang z. B. darin bestehen, sich sozial zurückzuziehen, intensiv über den Verlust zu grübeln, bewusst Dinge zu tun, die immer wieder die Trauer intensivieren (z. B. bestimmte Musik hören, Bilder anschauen, bestimmte Orte aufsuchen), etc. Der metakognitive Ansatz teilt diese Ansicht nicht, sondern hält die Metakognition »Trauer kann nur vergehen, wenn ich sie so stark erlebe wie möglich« für falsch. Tatsächlich versteht MCT die beispielhaft beschriebenen Maßnahmen sogar für ungeeignet im Umgang mit Trauer. Sie alle haben nämlich zur Folge, dass das Gefühl immer wieder hervorgerufen, intensiviert und aufrechterhalten wird. Und diese Effekte sind exakt der Gegenpol von »Trauer überwinden«.

Wir würden Ihnen stattdessen eine andere Vorgehensweise empfehlen. Natürlich ist der Verlust eines geliebten Menschen oder Tieres ein sehr schmerzhaftes Ereignis. Es ist vollkommen richtig, dass Trauer ein gesundes Gefühl in diesem Kontext ist und es ist ebenfalls richtig, dass es kontraproduktiv wäre, Trauer vehement zu bekämpfen (denken Sie noch einmal an das Experiment zur Gedankenunterdrückung und die negativen Folgen des Verdrängens von Gedanken und Gefühlen in Abschnitt 1.1). Trauer signalisiert uns, dass wir jemanden verloren haben, der einen wichtigen Platz in unserem Leben eingenommen hat, und sein Verlust hinterlässt erst einmal eine schmerzhafte Lücke, die bis zu einem gewissen Grad eine Neuordnung unseres Lebens nötig macht. Diese Neuordnung ist wichtig und Voraussetzung dafür, dass wir eines Tages sagen können, dass wir uns trotz des Verlustes wieder wohl und zufrieden fühlen in unserem Leben. Geraten wir also in eine Trauersituation so ist es gut sich bewusst zu machen, dass es sich um ein unangenehmes aber gesundes Gefühl handelt, dass auftauchen und mich auch eine Zeit im Leben begleiten darf. Gleichzeitig ist es aber ebenso wichtig, dieses Gefühl nicht über das CAS (Cognitive Attentional Syndrome/Kognitives Aufmerksamkeitssyndrom, Abschn. 1.7) zu intensivieren und am Leben zu erhalten, sondern (früher oder später) den eigenen Lebensentwurf an den Verlust anzupassen und sich nach einer Trennung bspw. wieder neuen Kontakten und potenziellen Partnern bzw. Parterninnen zu öffnen (vorausgesetzt, ich habe den Wunsch, in einer Partnerschaft zu leben).

Für eine metakognitive Therapie kann hier wieder das Modell für depressive Störungen herangezogen werden, auch das Modell für posttraumatische Belastungsstörungen kann zur Einordnung der Symptome (Schlafstörungen, Alpträume, innere Unruhe etc.) hilfreich sein. Die entsprechenden therapeutischen Interventionen leiten sich daraus ab.

Schlusswort

Gedanken und Gefühle sind ein selbstverständliches Phänomen unseres Lebensalltags. Sie sind uns bereits von klein auf gut bekannte Begleiter, die wir manchmal als angenehm und wünschenswert, manchmal jedoch auch als unangenehm und belastend erleben. Unser Denkapparat präsentiert uns jeden Tag spontan und automatisch zahllose Gedanken, innere Bilder und Gefühle. Obwohl Menschen manchmal nahezu identische Gedanken und Gefühle erleben, sind ihre Reaktionen auf diese mentalen Phänomene möglicherweise jedoch stark unterschiedlich. Während die eine Person Denk-, Aufmerksamkeits- und Verhaltensweisen wählt, die positive Auswirkungen auf ihr Leben hat, kann es bei einer anderen Person ganz anders aussehen. Sie entwickelt im Extremfall eine psychische Störung.

Die von Adrian Wells entwickelte Metakognitive Therapie und die ihr zugrunde liegende Theorie bieten für dieses Phänomen ein Erklärungsmodell an. Sie bieten jedem von uns ein neues Verständnis unseres Denkapparates, das das Potential für tiefgreifende Veränderungen in sich trägt. Wenn Sie dieses Modell Schritt für Schritt in Ihrem Leben lebendig werden lassen, dann können Sie diese Veränderungen auch ganz persönlich erfahren.

Für viele Menschen stellt allein die Kenntnis des Modells bereits einen hilfreichen Aspekt in ihrem Alltag dar:

- Das Wissen um automatische Gedanken, die manchmal eben einfach »inneren Lärm« darstellen und die man dann getrost vernachlässigen kann
- Die Unterscheidung zwischen automatischen Gedanken und aktivem Nachdenken und das Wissen um die Steuerbarkeit von Denkprozessen
- Die Unterscheidung von Denken, das »nach hinten losgeht« und Nachdenken, das wirklich lohnenswert ist
- Die Kenntnis über Aufmerksamkeitsprozesse und die Bezüge von Denken und Aufmerksamkeitslenkung zum Verhalten
- Und natürlich auch das Wissen um die allem zugrunde liegende Steuerungsebene, die Ebene der Metakognitionen

Manche Menschen »stolpern« allein durch die Kenntnis dieser Ideen in ihrem Alltag über Situationen, die sie an das Modell erinnern (z. B.: »Lohnt es sich für mich tatsächlich, jetzt auf diese Art und Weise darüber nachzudenken?«). Durch dieses verbesserte metakognitive Bewusstsein entsteht die Möglichkeit zur Veränderung, vorausgesetzt sie möchten denn in der jeweiligen Situation einen neuen Weg ausprobieren und ihre mentalen Fertigkeiten einmal anders einsetzen.

Das metakognitive Modell bietet Ihnen ein Handwerkszeug an, mit dem Sie bewusst und flexibel Ihre Fähigkeiten des Denkens und Steuerns von Aufmerksamkeit einsetzen können. Dadurch gewinnen Sie auch neue Einflussmöglichkeiten auf Ihr emotionales Erleben und die damit verbundenen Verhaltensweisen hinzu.

Viele Menschen beschreiben aber, dass sich durch die Anwendung dieses Modells, neben einem verbesserten Bewusstsein für und einem Gewinn an Flexibilität hinsichtlich Denken, Aufmerksamkeit und Verhalten, noch etwas anderes tiefgreifend verändert, nämlich die Beziehung zu ihren Gedanken und Gefühlen an sich. Mithilfe der Technik der losgelösten Achtsamkeit bietet der metakognitive Ansatz die Möglichkeit, eine ganz neue Haltung gegenüber den eigenen Gedanken und Gefühlen einzunehmen. Es wird uns möglich, uns innerlich zu distanzieren, uns in die Haltung eines inneren Beobachters zu begeben und leidenschaftslos wahrzunehmen, was wir denken, fühlen und wahrnehmen. Dabei können wir uns und unsere Person (»unser Selbst«) als getrennt von dem erleben, was wir in unserem Bewusstsein an Gedanken und Gefühlen beobachten.

Wenn wir diese Haltung einnehmen, ist kein Gedanke der Welt in der Lage, uns aus der Fassung zu bringen und spontanes Nachdenken oder Verhalten hervorzurufen. Es ist allein unsere Entscheidung, ob es von Vorteil ist, dass wir uns mit unseren jeweiligen mentalen Phänomenen auseinanderzusetzen, und auf welche Art und Weise wir dies tun wollen. Vergessen Sie nicht: Wenn wir schon nachdenken (oder Aufmerksamkeit auf etwas richten), dann sollte es sich lohnen! Und es sollte es uns erleichtern die Dinge zu tun, die in unserem Leben getan werden müssen, um ein möglichst zufriedenes und erfülltes Leben führen zu können. Wir wünschen Ihnen auf diesem Weg viel Freude, viele spannende Erkenntnisse und natürlich möglichst viele Fortschritte!

NOCH MEHR INFORMATION

Arbeitsblätter

Weiterlesen

Fragen zur Metakognitiven Therapie –
Ein Interview mit Adrian Wells

Schnell nachschlagen

Materialien

Sämtliche Materialien wurden dem 2011 im Beltz Verlag erschienenen Buch »Metakognitive Therapie bei Angststörungen und Depression« von Adrian Wells entnommen. Alle Arbeitsblätter: ©Adrian Wells

Übersicht der Materialien

AB 1 Fragebogen zu Metakognitionen 30 (MCQ-30)
AB 2 Meta-Sorgen-Fragebogen (MWQ)
AB 3 Skala zum kognitiven Aufmerksamkeitssyndrom (CAS-I)
AB 4 Skala zur generalisierten Angststörung (GADS-R)
AB 5 Skala zur schweren depressiven Störung (MDD-S)
AB 6 Skala zur Posttraumatischen Belastungsstörung (PTSD-S)
AB 7 Skala zur Zwangsstörung (OCD-S)
AB 8 ATT-Arbeitsblatt
AB 9 Neue Pläne für die kognitive Verarbeitung
AB 10 Selbstaufmerksamkeitsskala

AB 1	**Fragebogen zu Metakognitionen 30 (Metacognitions Questionnaire 30, MCQ-30)**	(1/6)

In diesem Fragebogen geht es um Überzeugungen bezüglich des eigenen Denkens und eigener Denkprozesse. Unten finden Sie einige Überzeugungen, die andere Menschen genannt haben. Bitte lesen Sie jede Aussage durch und geben Sie an, wie sehr Sie ihr im Allgemeinen zustimmen.

Bitte beantworten Sie alle Aussagen. Es gibt keine richtigen oder falschen Antworten.

1. Wenn ich mir Sorgen mache, vermeide ich Probleme in der Zukunft.

Stimme nicht zu	Stimme etwas zu	Stimme überwiegend zu	Stimme vollständig zu
☐	☐	☐	☐

2. Es ist gefährlich für mich, wenn ich mir Sorgen mache.

Stimme nicht zu	Stimme etwas zu	Stimme überwiegend zu	Stimme vollständig zu
☐	☐	☐	☐

3. Ich mache mir viele Gedanken über das, was in mir vorgeht.

Stimme nicht zu	Stimme etwas zu	Stimme überwiegend zu	Stimme vollständig zu
☐	☐	☐	☐

4. Meine Sorgen könnten dazu führen, dass ich krank werde.

Stimme nicht zu	Stimme etwas zu	Stimme überwiegend zu	Stimme vollständig zu
☐	☐	☐	☐

5. Ich kann beobachten, wie mein Verstand arbeitet, wenn ich ein Problem durchdenke.

Stimme nicht zu	Stimme etwas zu	Stimme überwiegend zu	Stimme vollständig zu
☐	☐	☐	☐

AB 1	Fragebogen zu Metakognitionen 30 (Metacognitions Questionnaire 30, MCQ-30) (2/6)

6. Wenn ich einen beunruhigenden Gedanken nicht kontrolliere, ist es meine Schuld, wenn die Befürchtung wahr wird.

Stimme nicht zu	Stimme etwas zu	Stimme überwiegend zu	Stimme vollständig zu
☐	☐	☐	☐

7. Ich muss mir Sorgen machen, um handlungsfähig zu bleiben.

Stimme nicht zu	Stimme etwas zu	Stimme überwiegend zu	Stimme vollständig zu
☐	☐	☐	☐

8. Ich habe wenig Vertrauen in mein Gedächtnis für Wörter und Namen.

Stimme nicht zu	Stimme etwas zu	Stimme überwiegend zu	Stimme vollständig zu
☐	☐	☐	☐

9. Meine beunruhigenden Gedanken bleiben bestehen, egal wie sehr ich versuche, sie zu stoppen.

Stimme nicht zu	Stimme etwas zu	Stimme überwiegend zu	Stimme vollständig zu
☐	☐	☐	☐

10. Mir-Sorgen-Machen hilft mir, Dinge im Kopf klar zu bekommen.

Stimme nicht zu	Stimme etwas zu	Stimme überwiegend zu	Stimme vollständig zu
☐	☐	☐	☐

11. Ich kann meine beunruhigenden Gedanken nicht wegschieben.

Stimme nicht zu	Stimme etwas zu	Stimme überwiegend zu	Stimme vollständig zu
☐	☐	☐	☐

12. Ich überprüfe, ob meine Gedanken in Ordnung sind.

Stimme nicht zu	Stimme etwas zu	Stimme überwiegend zu	Stimme vollständig zu
☐	☐	☐	☐

13. **Ich sollte meine Gedanken immer unter Kontrolle haben.**

Stimme nicht zu	Stimme etwas zu	Stimme überwiegend zu	Stimme vollständig zu
☐	☐	☐	☐

14. **Mein Gedächtnis kann mich manchmal irreführen.**

Stimme nicht zu	Stimme etwas zu	Stimme überwiegend zu	Stimme vollständig zu
☐	☐	☐	☐

15. **Meine Sorgen könnten mich verrückt machen.**

Stimme nicht zu	Stimme etwas zu	Stimme überwiegend zu	Stimme vollständig zu
☐	☐	☐	☐

16. **Ich beobachte ständig mein Denken und meine Denkprozesse.**

Stimme nicht zu	Stimme etwas zu	Stimme überwiegend zu	Stimme vollständig zu
☐	☐	☐	☐

17. **Ich habe ein schlechtes Gedächtnis.**

Stimme nicht zu	Stimme etwas zu	Stimme überwiegend zu	Stimme vollständig zu
☐	☐	☐	☐

18. **Ich achte genau darauf, wie mein Verstand arbeitet.**

Stimme nicht zu	Stimme etwas zu	Stimme überwiegend zu	Stimme vollständig zu
☐	☐	☐	☐

19. **Sich-Sorgen hilft mir, Probleme zu bewältigen.**

Stimme nicht zu	Stimme etwas zu	Stimme überwiegend zu	Stimme vollständig zu
☐	☐	☐	☐

20. Es ist ein Zeichen von Schwäche, wenn ich meine Gedanken nicht kontrollieren kann.

Stimme nicht zu	Stimme etwas zu	Stimme überwiegend zu	Stimme vollständig zu
☐	☐	☐	☐

21. Wenn ich anfange mir Sorgen zu machen, kann ich nicht mehr aufhören.

Stimme nicht zu	Stimme etwas zu	Stimme überwiegend zu	Stimme vollständig zu
☐	☐	☐	☐

22. Wenn ich bestimmte Gedanken nicht kontrolliere, dann kann das erhebliche unangenehme Konsequenzen haben.

Stimme nicht zu	Stimme etwas zu	Stimme überwiegend zu	Stimme vollständig zu
☐	☐	☐	☐

23. Sorgen-Machen hilft mir, Probleme zu lösen.

Stimme nicht zu	Stimme etwas zu	Stimme überwiegend zu	Stimme vollständig zu
☐	☐	☐	☐

24. Ich habe wenig Vertrauen in mein Ortsgedächtnis.

Stimme nicht zu	Stimme etwas zu	Stimme überwiegend zu	Stimme vollständig zu
☐	☐	☐	☐

25. Es ist schlecht, bestimmte Gedanken zu haben.

Stimme nicht zu	Stimme etwas zu	Stimme überwiegend zu	Stimme vollständig zu
☐	☐	☐	☐

26. Ich traue meinem Gedächtnis nicht.

Stimme nicht zu	Stimme etwas zu	Stimme überwiegend zu	Stimme vollständig zu
☐	☐	☐	☐

27. Wenn ich meine Gedanken nicht kontrollieren könnte, würde ich nicht zurecht kommen.

Stimme nicht zu	Stimme etwas zu	Stimme überwiegend zu	Stimme vollständig zu
☐	☐	☐	☐

28. Nur wenn ich mir Sorgen mache, kann ich gut arbeiten.

Stimme nicht zu	Stimme etwas zu	Stimme überwiegend zu	Stimme vollständig zu
☐	☐	☐	☐

29. Ich habe wenig Vertrauen in mein Gedächtnis für Handlungsabläufe (z.B. Bedienung eines Gerätes, Kochrezepte, Bewegungsabläufe beim Sport).

Stimme nicht zu	Stimme etwas zu	Stimme überwiegend zu	Stimme vollständig zu
☐	☐	☐	☐

30. Ich beschäftige mich ständig mit den Inhalten meiner Gedanken.

Stimme nicht zu	Stimme etwas zu	Stimme überwiegend zu	Stimme vollständig zu
☐	☐	☐	☐

MCQ-30: Auswertungsschlüssel

Den Antworten werden die folgenden Punktwerte zugeordnet:
Stimme nicht zu: 1 Punkt
Stimme etwas zu: 2 Punkt
Stimme überwiegend zu: 3 Punkte
Stimme vollständig zu: 4 Punkte
Tragen Sie unten den Wert, den Sie für jedes Item angegeben haben, an der entsprechenden Stelle ein. Addieren Sie die Werte, um einen Subskalen-Gesamtwert zu erhalten.

POS	NEG	CC	NC	CSC
1	2	8	6	3
7	4	14	13	5
10	9	17	20	12
19	11	24	22	16
23	15	26	25	18
28	21	29	27	30
Gesamt				

Die Subskalen sind:

POS = Positive Überzeugungen über das Sich-Sorgen-machen

NEG = Negative Überzeugungen über das Sich-Sorgen-machen hinsichtlich seiner Unkontrollierbarkeit und Gefährlichkeit

CC = (Niedriges) Vertrauen in die eigenen kognitiven Fähigkeiten

NC = Das Bedürfnis, Gedanken zu kontrollieren

CSC = Kognitive Selbstaufmerksamkeit

Den MCQ-30-Gesamtwert erhalten Sie durch die Addition der Subskalen-Gesamtwerte. Der niedrigste (und theoretisch wünschenswerteste) Wert beträgt 30 Punkte, der höchste Wert 180 Punkte.

AB 2	Meta-Sorgen-Fragebogen (Meta-Worry-Questionnaire, MWQ) (1/4)

Dieser Fragebogen erfasst Gedanken und Einstellungen über den Prozess des Sich-Sorgen-Machens. Unten finden Sie einige Gedanken, über das Sich-Sorgen-Machen. Diese können auftreten, während Sie sich gerade sorgen. Bitte geben Sie an, wie oft der jeweilige Gedanke bei Ihnen auftritt. Dann bewerten Sie, wie sehr Sie an den Gedanken glauben.

Wenn ich mir Sorgen mache, denke ich:

1. Ich werde noch verrückt vor lauter Sorgen.

Wie häufig tritt der Gedanke auf?

☐	☐	☐	☐
Nie	**Manchmal**	**Häufig**	**Fast immer**

Bitte geben Sie nun an, wie stark Sie an diesen Gedanken glauben, wenn Sie sich Sorgen machen.
Bitte bewerten Sie Ihre Überzeugung, indem Sie eine Zahl aus der unten stehenden Skala auswählen:

Ich glaube überhaupt nicht an diesen Gedanken.

Ich bin absolut davon überzeugt, dass dieser Gedanke stimmt.

☐	☐	☐	☐	☐	☐	☐	☐	☐	☐	☐
0	**10**	**20**	**30**	**40**	**50**	**60**	**70**	**80**	**90**	**100**

2. Wenn ich mir noch mehr Sorgen mache, dann werde ich zusammenbrechen.

Wie häufig tritt der Gedanke auf?

☐	☐	☐	☐
Nie	**Manchmal**	**Häufig**	**Fast immer**

Bitte geben Sie nun an, wie stark Sie an diesen Gedanken glauben, wenn Sie sich Sorgen machen.
Bitte bewerten Sie Ihre Überzeugung, indem Sie eine Zahl aus der unten stehenden Skala auswählen:

Ich glaube überhaupt nicht an diesen Gedanken. — Ich bin absolut davon überzeugt, dass dieser Gedanke stimmt.

☐	☐	☐	☐	☐	☐	☐	☐	☐	☐	☐
0	**10**	**20**	**30**	**40**	**50**	**60**	**70**	**80**	**90**	**100**

3. Die Sorgen machen mich noch krank.

Wie häufig tritt der Gedanke auf?

☐	☐	☐	☐
Nie	**Manchmal**	**Häufig**	**Fast immer**

Bitte geben Sie nun an, wie stark Sie an diesen Gedanken glauben, wenn Sie sich Sorgen machen.
Bitte bewerten Sie Ihre Überzeugung, indem Sie eine Zahl aus der unten stehenden Skala auswählen:

Ich glaube überhaupt nicht an diesen Gedanken. — Ich bin absolut davon überzeugt, dass dieser Gedanke stimmt.

☐	☐	☐	☐	☐	☐	☐	☐	☐	☐	☐
0	**10**	**20**	**30**	**40**	**50**	**60**	**70**	**80**	**90**	**100**

4. Sich-Sorgen-Machen ist unnormal.

Wie häufig tritt der Gedanke auf?

☐ Nie	☐ Manchmal	☐ Häufig	☐ Fast immer

Bitte geben Sie nun an, wie stark Sie an diesen Gedanken glauben, wenn Sie sich Sorgen machen.
Bitte bewerten Sie Ihre Überzeugung, indem Sie eine Zahl aus der unten stehenden Skala auswählen:

Ich glaube überhaupt nicht an diesen Gedanken — Ich bin absolut davon überzeugt, dass dieser Gedanke stimmt

☐ 0	☐ 10	☐ 20	☐ 30	☐ 40	☐ 50	☐ 60	☐ 70	☐ 80	☐ 90	☐ 100

5. Mein Kopf hält die Sorgen nicht mehr aus.

Wie häufig tritt der Gedanke auf?

☐ Nie	☐ Manchmal	☐ Häufig	☐ Fast immer

Bitte geben Sie nun an, wie stark Sie an diesen Gedanken glauben, wenn Sie sich Sorgen machen.
Bitte bewerten Sie Ihre Überzeugung, indem Sie eine Zahl aus der unten stehenden Skala auswählen:

Ich glaube überhaupt nicht an diesen Gedanken — Ich bin absolut davon überzeugt, dass dieser Gedanke stimmt

☐ 0	☐ 10	☐ 20	☐ 30	☐ 40	☐ 50	☐ 60	☐ 70	☐ 80	☐ 90	☐ 100

6. Wegen meiner Sorgen komme ich im Leben schlecht weg.

Wie häufig tritt der Gedanke auf?

☐	☐	☐	☐
Nie	**Manchmal**	**Häufig**	**Fast immer**

Bitte geben Sie nun an, wie stark Sie an diesen Gedanken glauben, wenn Sie sich Sorgen machen.
Bitte bewerten Sie Ihre Überzeugung, indem Sie eine Zahl aus der unten stehenden Skala auswählen:

Ich glaube überhaupt nicht an diesen Gedanken

Ich bin absolut davon überzeugt, dass dieser Gedanke stimmt

☐	☐	☐	☐	☐	☐	☐	☐	☐	☐	☐
0	**10**	**20**	**30**	**40**	**50**	**60**	**70**	**80**	**90**	**100**

7. Mein Körper kann die Sorgen nicht verkraften.

Wie häufig tritt der Gedanke auf?

☐	☐	☐	☐
Nie	**Manchmal**	**Häufig**	**Fast immer**

Bitte geben Sie nun an, wie stark Sie an diesen Gedanken glauben, wenn Sie sich Sorgen machen.
Bitte bewerten Sie Ihre Überzeugung, indem Sie eine Zahl aus der unten stehenden Skala auswählen:

Ich glaube überhaupt nicht an diesen Gedanken

Ich bin absolut davon überzeugt, dass dieser Gedanke stimmt

☐	☐	☐	☐	☐	☐	☐	☐	☐	☐	☐
0	**10**	**20**	**30**	**40**	**50**	**60**	**70**	**80**	**90**	**100**

AB 3	Skala zum kognitiven Aufmerksamkeitssyndrom (CAS-I)	(1/2)

1. Wie viel Zeit haben Sie in der vergangenen Woche damit verbracht, sich mit Ihren Problemen zu beschäftigen bzw. sich über Ihre Probleme Sorgen zu machen? (Bitte kreuzen Sie unten eine Zahl an.)

0	1	2	3	4	5	6	7	8
Überhaupt nicht				Die Hälfte der Zeit				Die ganze Zeit

2. Wie häufig haben Sie sich in der vergangenen Woche mit Dingen beschäftigt, die Sie bedrohlich finden (z. B. Symptome, Gedanken, Gefahr)?

0	1	2	3	4	5	6	7	8
Überhaupt nicht				Die Hälfte der Zeit				Die ganze Zeit

3. Wie häufig haben Sie in der letzten Woche eines oder mehrere der folgenden Dinge getan, um mit Ihren negativen Gefühlen oder Gedanken zurechtzukommen? (Schreiben Sie die Anzahl neben das entsprechende Feld).

0	1	2	3	4	5	6	7	8
Überhaupt nicht				Die Hälfte der Zeit				Die ganze Zeit

Situationen vermieden	☐
Versucht, meine Emotionen zu kontrollieren	☐
Rückversicherung eingeholt	☐
Alkohol oder Drogen konsumiert	☐
Versucht, nicht über die Dinge nachzudenken	☐
Meine Symptome kontrolliert	☐

4. Unten finden Sie eine Reihe von Überzeugungen, die Menschen haben können. Bitte geben Sie an, wie sehr Sie an diese glauben. Wählen Sie eine Zahl aus der Skala aus und schreiben Sie sie neben die jeweilige Überzeugung.

Ich glaube überhaupt nicht an diese Überzeugung — Ich bin absolut davon überzeugt, dass diese Überzeugung stimmt

☐	☐	☐	☐	☐	☐	☐	☐	☐	☐	☐
0	**10**	**20**	**30**	**40**	**50**	**60**	**70**	**80**	**90**	**100**

Sich zu viel Sorgen zu machen, könnte mir schaden ☐

Sich-Sorgen-Machen hilft mir, Probleme zu bewältigen ☐

Starke/Heftige Gefühle sind gefährlich ☐

Auf mögliche Gefahren zu achten, (be-)schützt mich ☐

Ich kann meine Gedanken nicht kontrollieren ☐

Es ist wichtig, seine Gedanken zu kontrollieren ☐

Manche Gedanken könnten dazu führen, dass ich meinen Verstand verliere ☐

Meine Probleme zu analysieren hilft mir, Antworten oder Lösungen zu finden ☐

AB 4	Skala zur Generalisierten Angststörung (GADS-R)	(1/3)

1. Wie quälend/behindernd waren Ihre Sorgen in der letzten Woche? (Kreuzen Sie unten eine Zahl an.)

0	1	2	3	4	5	6	7	8
Überhaupt nicht				Mittelgradig				Extrem – so schlimm waren sie noch nie

2. Wie lange haben Sie sich in der letzten Woche Sorgen über Situationen gemacht?

0	1	2	3	4	5	6	7	8
Gar nicht				Die Hälfte der Zeit				Immer

3. Wie häufig haben Sie in der letzten Woche eines oder mehrere der folgenden Dinge getan, um mit Ihren Sorgen zurechtzukommen? (Schreiben Sie die Anzahl neben das entsprechende Item)

0	1	2	3	4	5	6	7	8
Gar nicht				Die Hälfte der Zeit				Immer

Versucht, mich abzulenken	☐
Versucht, nicht über die Dinge nachzudenken	☐
Versucht, meine Denkprozesse zu kontrollieren	☐
Nach Beweisen gesucht	☐
Versucht, mir Dinge klar zu machen	☐
Vorsichtig gehandelt	☐
Rückversicherung eingeholt	☐
Darüber nachgedacht, was ich machen würde, wenn meine Sorgen wahr würden	☐
Mir zugeredet	☐

4. Wie häufig in der letzten Woche haben Sie eines oder mehrere der folgenden Dinge vermieden, um zu vermeiden, dass Sie sich Sorgen machen?

0	1	2	3	4	5	6	7	8
Gar nicht				Die Hälfte der Zeit				Immer

Neue Informationen/Nachrichten ☐

Gedanken an Krankheit ☐

Soziale Situationen ☐

Gedanken an Unfälle/Verlust ☐

Unsicherheit ☐

Anderes (bitte beschreiben): ____________ ☐

5. Unten finden Sie eine Reihe von Überzeugungen, die Menschen über ihre Sorgen haben. Bitte geben Sie an, wie sehr Sie an diese glauben. Wählen Sie eine Zahl aus der Skala aus und schreiben Sie sie neben die jeweilige Überzeugung.

Ich glaube überhaupt nicht an diese Überzeugung — Ich bin absolut davon überzeugt, dass diese Überzeugung stimmt

☐	☐	☐	☐	☐	☐	☐	☐	☐	☐	☐
0	**10**	**20**	**30**	**40**	**50**	**60**	**70**	**80**	**90**	**100**

Ich könnte verrückt werden vor lauter Sorgen ☐

Sorgen-machen hilft mir, Probleme zu bewältigen ☐

Sorgen-machen könnte mir schaden ☐

Wenn ich mir Sorgen mache, bin ich vorbereitet ☐

Sorgen-machen setzt meinen Körper unter Stress ☐

Sich-Sorgen-Machen schützt mich ☐

Wenn ich meine Sorgen nicht kontrolliere, kontrollieren sie mich ☐

Sich-Sorgen-Machen hilft mir, Dinge geregelt zu bekommen ☐

Mein Sorgen-Machen ist unkontrollierbar ☐

Wenn ich mir keine Sorgen mache, würde etwas Schlimmes passieren ☐

Wenn ich mir zu viele Sorgen mache, könnte ich die Kontrolle verlieren ☐

Sich-Sorgen-machen hilft mir, Probleme zu lösen ☐

AB 5 **Skala zur schweren depressiven Störung (MDD-S)** (1/3)

1. Wie schwer und behindernd war Ihre Depression in der letzten Woche? (Kreuzen Sie unten eine Zahl an.)

0	1	2	3	4	5	6	7	8
Überhaupt nicht				Mittelgradig ausgeprägt				Extrem ausgeprägt, so schlimm wie nie zuvor

2. Wie viel Zeit haben Sie in der letzten Woche damit verbracht, über Ihre Gedanken und Gefühle nachzudenken, sie zu analysieren und zu verstehen, warum Sie so sind? (Kreuzen Sie unten eine Zahl an.)

0	1	2	3	4	5	6	7	8
Gar nicht				Die Hälfte der Zeit				Die ganze Zeit

3. Wie oft haben Sie in der letzten Woche eines oder mehrere der folgenden Dinge getan, um Ihrer Depression zurechtzukommen? (Schreiben Sie eine Zahl neben das entsprechende Item.)

0	1	2	3	4	5	6	7	8
Nie				Die Hälfte der Zeit				Die ganze Zeit

Versucht, mich mehr auszuruhen	☐
Mich selbst bestraft	☐
Versucht, mir Dinge klar zu machen	☐
Analysiert, warum ich mich so gefühlt habe	☐
Alkohol konsumiert	☐
Mich über mich selbst geärgert	☐
Meine Aktivitäten verringert	☐

Mehr geschlafen ☐

Versucht, nicht über die Dinge nachzudenken ☐

4. Wie oft haben Sie in der letzten Woche die folgenden Dinge vermieden? (Schreiben Sie eine Zahl neben das entsprechende Item.)

0	1	2	3	4	5	6	7	8
Nie				Die Hälfte der Zeit				Die ganze Zeit

Interessengebiete und Hobbys ☐

Entscheidungen zu treffen ☐

Zwischenmenschliche Situationen ☐

Probleme zu lösen ☐

Mit der Arbeit voranzukommen ☐

Im Voraus zu planen ☐

5. Unten finden Sie eine Reihe von Überzeugungen, die Menschen über Grübeln und andere depressive Denkweisen haben. Bitte geben Sie an, wie sehr Sie an diese glauben. Wählen Sie eine Zahl aus der Skala aus und schreiben Sie sie neben die jeweilige Überzeugung.

Ich glaube überhaupt nicht an diese Überzeugung — Ich bin absolut davon überzeugt, dass diese Überzeugung stimmt

☐	☐	☐	☐	☐	☐	☐	☐	☐	☐	☐
0	**10**	**20**	**30**	**40**	**50**	**60**	**70**	**80**	**90**	**100**

Ich kann mein Grübeln und depressive Gedanken nicht steuern ☐

Grübeln hilft mir, zurechtzukommen ☐

Meine depressiven Gedanken sind ein Zeichen, dass ich meinen Verstand verliere	☐
Wenn ich analysiere, warum ich mich so fühle, werde ich Antworten finden	☐
Ich werde von depressiven Gedanken stark beeinflusst	☐
Grübeln hilft mir, meine Depression zu verstehen	☐
Es ist nicht normal, auf diese Art und Weise zu denken	☐
Grübeln hilft mir, Probleme zu lösen	☐

AB 6 Skala zur Posttraumatischen Belastungsstörung (PTSD-S) (1/3)

1. Wie quälend und behindernd waren Ihre Symptome in der vergangenen Woche? (Kreuzen Sie unten eine Zahl an.)

0	1	2	3	4	5	6	7	8
Gar nicht				Mittelgradig				Extrem

2. Wie viel Zeit haben Sie in der letzten Woche als Reaktion auf traumabezogene Gedanken damit verbracht zu analysieren, was passiert ist und warum? (Kreuzen Sie unten eine Zahl an.)

0	1	2	3	4	5	6	7	8
Nie				Die Hälfte der Zeit				Die gesamte Zeit

3. Wie lange haben Sie sich in der letzten Woche Sorgen darüber gemacht, was in der Zukunft passieren könnte? (Kreuzen Sie unten eine Zahl an.)

0	1	2	3	4	5	6	7	8
Nie				Die Hälfte der Zeit				Die gesamte Zeit

4. Wie oft haben Sie in der letzten Woche eines oder mehrere der folgenden Dinge getan, um mit Ihren Symptomen zurechtzukommen? (Schreiben Sie die Anzahl neben das entsprechende Item.)

0	1	2	3	4	5	6	7	8
Nie				Die Hälfte der Zeit				Die gesamte Zeit

Erinnerungen an das Trauma vermieden ☐

Versucht, mich abzulenken ☐

Meine Gedanken kontrolliert ☐

Alkohol oder Drogen konsumiert ☐

Meine Gefühle kontrolliert ☐

Versucht, die Dinge zu verstehen ☐

Bestimmte Orte vermieden ☐

Überprüft, dass die Dinge sicher sind ☐

Vorsichtig gehandelt ☐

Bestimmte Aktivitäten vermieden ☐

Darüber nachgedacht, wie ich mit den Symptomen zurechtkomme ☐

5. Wie oft haben Sie Ihre Aufmerksamkeit auf mögliche Gefahren gerichtet? (Kreuzen Sie eine Zahl an.)

0	1	2	3	4	5	6	7	8
Nie				Oft				Immer

6. Unten finden Sie eine Reihe von Überzeugungen. Bitte geben Sie an, wie sehr Sie an diese glauben. Wählen Sie eine Zahl aus der Skala aus und schreiben Sie sie neben die jeweilige Überzeugung.

Ich glaube das überhaupt nicht — Ich bin bin vollständig davon überzeugt

☐	☐	☐	☐	☐	☐	☐	☐	☐	☐	☐
0	10	20	30	40	50	60	70	80	90	100

Ich muss über Ereignisse nachdenken, um einen Sinn darin zu finden ☐

Es ist nicht normal, andauernd an das Trauma zu denken ☐

Es ist wichtig, keine Lücken in meiner Erinnerung zu haben ☐

Ich muss schwach sein, weil ich so reagiere ☐

Über zukünftige Gefahren nachzudenken, hilft mir, mit ihnen zurechtzukommen	☐
Wenn ich weiter so denke, könnte ich meinen Verstand verlieren	☐
Wenn ich mir Sorgen mache, bin ich sicher	☐
Ich werde nie wieder normal sein	☐
Auf Gefahren zu achten, schützt mich	☐
Mein Seelenleben hat durch das, was passiert ist, Schaden genommen	☐
Ich muss aufhören, über das, was passiert ist, nachzudenken	☐
Ich habe die Kontrolle über meine Gedanken verloren	☐

AB 7 | **Skala zur Zwangsstörung (OCD-S)** (1/3)

1. Wie quälend und behindernd waren Ihre Zwangsgedanken und Impulse in der letzten Woche? (Kreuzen Sie unten eine Zahl an.)

0	1	2	3	4	5	6	7	8
Überhaupt nicht				Mittelgradig ausgeprägt				Extrem ausgeprägt, so schlimm wie nie zuvor

2. Wie oft haben Sie in der letzten Woche eines oder mehrere der folgenden Dinge getan, um mit Ihren Zwängen zurechtzukommen? (Schreiben Sie die Anzahl neben das entsprechende Item.)

0	1	2	3	4	5	6	7	8
Nie				Die Hälfte der Zeit				Die gesamte Zeit

Wiederholt etwas kontrolliert	☐
Ein mentales Ritual eingesetzt	☐
Versucht, mein Denken und meine Denkprozesse zu kontrollieren	☐
Nach Beweisen gesucht	☐
Gewaschen oder gereinigt	☐
Vorsichtig gehandelt	☐
Rückversicherung eingeholt	☐
Versucht, Dinge perfekt zu machen	☐
Handlungen wiederholt	☐

3. Wie oft in der letzten Woche haben Sie eines oder mehrere der folgenden Dinge vermieden?

0	1	2	3	4	5	6	7	8
Nie				Die Hälfte der Zeit				Die gesamte Zeit

Nachrichten ☐

Bestimmte Gedanken ☐

Zwischenmenschliche Situationen ☐

Das Berühren von bestimmten Dingen ☐

Das Berühren von Menschen ☐

Unsicherheit ☐

4. Unten finden Sie eine Reihe von Überzeugungen, die Menschen über ihre Zwänge und Rituale haben. Bitte geben Sie an, wie sehr Sie an diese glauben. Wählen Sie eine Zahl aus der Skala aus und schreiben Sie sie neben die jeweilige Überzeugung.

Ich glaube diesen Gedanken überhaupt nicht — Ich bin von diesem Gedanken völlig überzeugt

☐	☐	☐	☐	☐	☐	☐	☐	☐	☐	☐
0	**10**	**20**	**30**	**40**	**50**	**60**	**70**	**80**	**90**	**100**

Zwangsgedanken könnten mich als Person verändern ☐

Bestimmte Gedanken muss man immer kontrollieren ☐

Wenn ich denke, dass etwas kontaminiert ist, ist es das wahrscheinlich auch ☐

Ich kann nicht zur Ruhe kommen, bis ich meine Rituale durchgeführt habe ☐

Zwangsgedanken könnten mich dazu bringen, schlimme Dinge zu tun ☐

Meine Angst wird bestehen bleiben,
wenn ich meine Rituale nicht durchführe ☐

Zwangsgedanken erhöhen die Wahrscheinlichkeit,
dass negative Dinge in der Zukunft passieren ☐

Wenn ich meine Rituale nicht durchführe,
wird etwas Schlimmes passieren ☐

Wenn ich denke, dass etwas Schlimmes passiert ist,
dann ist es wahrscheinlich passiert,
selbst dann, wenn ich mich nicht mehr daran erinnern kann ☐

Es schützt mich und andere, wenn ich meine Gedanken neutralisiere ☐

AB 8 ATT-Arbeitsblatt

Sie haben das Aufmerksamkeitstraining (ATT) in Kapitel 2 kennengelernt. Damit die Technik die gewünschte Wirkung zeigt, ist es wichtig, sie zu üben. Dieses Arbeitsblatt soll dabei eine Hilfe sein und Ihnen die Möglichkeit bieten, das Üben zu überwachen.

Zum Üben benötigen Sie einen Ort, an dem Sie eine Reihe von Geräuschen erzeugen oder identifizieren können (mindestens drei, aber je mehr, desto besser) Mögliche Geräusche, die Sie erzeugen oder identifizieren können, sind:

a. ____________________

b. ____________________

c. ____________________

d. ____________________

e. Geräusche, die außerhalb des Übungsraumes in naher Entfernung (im Haus) auftreten können
f. Geräusche, die in großer Entfernung (außerhalb des Hauses) auftreten können
g. Geräusche, die links von Ihnen zu hören sind
h. Geräusche, die rechts von Ihnen zu hören sind

2. Üben Sie für 10–12 Minuten wie folgt: konzentrieren Sie sich ca. 5 Minuten auf die unterschiedlichen einzelnen Geräusche; wechseln Sie anschließend 5 Minuten schnell zwischen ihnen bzw. ihren Entstehungsorten hin und her; den Abschluss bildet 2 Minuten geteilte Aufmerksamkeit.

3. Bitte markieren Sie die Tage, an denen Sie geübt haben, indem Sie ein Kreuz an die entsprechende Stelle in der untenstehenden Übersicht machen.

	Mo.	Di.	Mi.	Do.	Fr.	Sa.	So.
Woche 1							
Woche 2							
Woche 3							
Woche 4							

AB 9 Neue Pläne für die kognitive Verarbeitung

Meine Auslöser

Alte Verhaltensweisen, die zu meinen Symptomen beitragen:	*Neue Verhaltensweisen, die helfen, meine Symptome zu überwinden:*
1. Denkmuster (z. B. »Wenn ich einen negativen Gedanken habe, mache ich mir Sorgen über die Zukunft«)	1. Denkmuster (z. B. »Wenn ich einen negativen Gedanken habe, dann schiebe ich das Sorgen-Machen für einen Tag auf«)
2. Verhaltensweisen	2. Verhaltensweisen
3. Aufmerksamkeitsfokus	3. Aufmerksamkeitsfokus
	4. Neue kognitive Einordnung

Instruktion: Es ist wichtig, sich der Auslöser für Ihre alten Bewältigungsverhaltensweisen bewusst zu sein (Ihre alten Pläne). Wenn Sie einen Auslöser oder einen Aspekt Ihrer »alten Pläne« bemerken, müssen Sie wechseln und Ihre »neuen Pläne« nutzen, wie sie oben beschrieben sind. Schreiben Sie unter »Neue kognitive Einordnung« einen Satz auf, der zusammenfasst, was Sie über Ihre Gedanken gelernt haben.

AB 10 Selbstaufmerksamkeitsskala

Wie stark ist in diesem Augenblick Ihre Aufmerksamkeit auf Sie selbst oder Ihre äußere Umgebung gerichtet?

Bitte schätzen Sie dies auf der untenstehenden Skala ein.

–3	–2	–1	0	+1	+2	+3
Völlig nach außen gerichtet			gleichmäßig verteilt			Völlig auf mich selbst gerichtet

WEITERLESEN

Internet

Wenn Sie sich vertiefend über die Metakognitive Theorie und Therapie informieren möchten, so sind die folgenden Links empfehlenswert:

www.metakognitivetherapie.de Diese Website stellt einige grundlegende und gut verständliche Informationen zur Metakognitiven Therapie und eine deutsche Version des Aufmerksamkeitstrainings bereit. Zudem informiert sie über einführende Workshops zur Metakognitiven Therapie für Fachkollegen und -kolleginnen.

www.addisca.org Die addisca Stiftung in Hamburg ist bereits seit Jahren ein Förderer der Metakognitiven Therapie in Deutschland. Sie hat in Zusammenarbeit mit der Universität zu Lübeck einen Workshop für jedermann entwickelt, der mit Hilfe der Techniken der Metakognitiven Therapie psychische Gesundheit erhalten, Stressresistenz stärken und Lebensqualität und Leistungsfähigkeit steigern hilft. Neben Informationen rund um das Workshop-Angebot bietet auch diese Website die Möglichkeit, eine deutsche Version des Aufmerksamkeitstrainings frei zu beziehen.

www.mct-institute.com Dies ist die englische Homepage des MCT-Instituts von Prof. Adrian Wells in Manchester. Sie bietet vor allem für Fachkollegen, aber auch für Betroffene und Interessierte eine Fülle von vertiefenden Informationen, zum Beispiel zu verschiedenen psychischen Störungsbildern und ihren Behandlungsmöglichkeiten, zur Metakognitiven Therapie im Allgemeinen, Fachliteratur, Ausbildungsmöglichkeiten in Metakognitiver Therapie oder Arbeitsmaterialien.

www.mct-institut.de Dies ist der Ableger des MCT-Instituts von Adrian Wells in Deutschland. Das Institut informiert über MCT, richtet sich an Fachkolleginnen und -kollegen, die sich in MCT ausbilden möchten, und bietet Betroffenen die Möglichkeit, MCT-zertifizierte Therapeutinnen und -therapeuten zu finden.

Fachliteratur

Es sind eine Fülle von wissenschaftlichen Artikeln zur Metakognitiven Theorie und Therapie in den verschiedenen Fachjournalen erschienen. Interessierte finden Empfehlungen auf der Homepage des MCT-Instituts.

Das Buch »Metakognitive Therapie bei Angststörungen und Depression« von Adrian Wells ist 2011 in deutscher Sprache im Beltz Verlag erschienen und stellt neben einer vertiefenden Einführung in die Ideen der Metakognitiven Theorie und Therapie ein Behandlungsmanual für Fachkollegen dar. Es umfasst die Störungsbilder Generalisierte Angststörung, Depression, Posttraumatische Belastungsstörung und die Zwangsstörung. Dem Buch entstammen auch die im vorliegenden Buch zusammengestellten Materialien.

Das Buch »Metakognitive Therapie« von Adrian Wells und Peter Fisher ist 2014 auf Deutsch im Junfermann Verlag erschienen. Es richtet sich an Fachkollegen, die in wenigen präzisen Worten ein tiefes Verständnis der Metakognitiven Theorie und Therapie wünschen. Dabei wird an verschiedenen Stellen der metakognitive Ansatz von anderen psychotherapeutischen Vorgehensweisen unterschieden. Ein praxisorientiertes Behandlungsmanual stellt dieses Buch jedoch nicht dar.

Fragen zur Metakognitiven Therapie – Ein Interview mit Adrian Wells

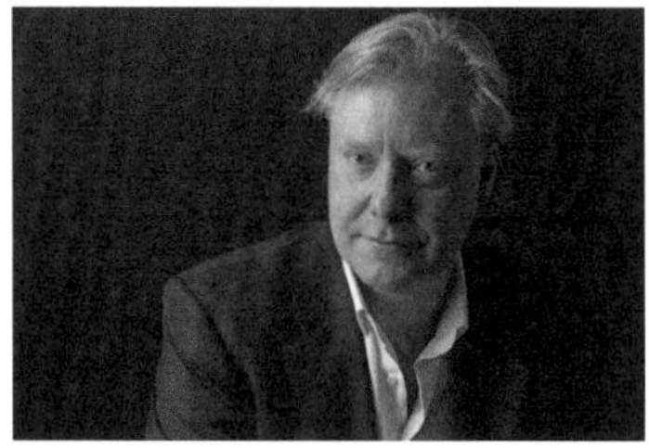

Adrian Wells, Professor of Clinical and Experimental Psychopathology, University of Manchester, UK

Was gab Ihnen die Anregung zur Entwicklung der Metakognitiven Therapie?

Adrian Wells: Die Ursprünge der Metakognitiven Therapie können 30 Jahre zurückverfolgt werden. Ich arbeitete zunächst in der Kognitiven Psychologie, bevor ich zur Klinischen Psychologie wechselte. Das metakognitive Modell und die Therapie haben ihren Ursprung in meiner Promotion. Mein Ausgangspunkt war die Suche nach gemeinsamen kausalen Prozessen von psychischen Störungen und Faktoren, die diese regulieren. Ziel war es, eine allgemeine Aufmerksamkeitstheorie psychischer Störungen zu entwickeln. Ich begann, indem ich eine einfache, aber entscheidende Frage stellte: „Kann die Kognitive Psychologie dabei helfen, gemeinsame Ursachen für psychische Störungen zu identifizieren und deren Behandlung zu verbessern?" Ich machte einige wichtige Entdeckungen und war von deren Potenzial begeistert. Ich fand, dass eine stark auf die eigene Person ausgerichtete Aufmerksamkeit (ein gemeinsamer Faktor verschiedener psychischer Störungen), mit einem schwer zu kontrollierenden Muster exzessiven Denkens verbunden war – und dass dieses eine metakognitive Komponente hat, die zuvor noch nicht identifiziert worden war. Dieses übermäßige Denken bestand aus Sorgenketten und war im klinischen Bereich noch nicht klar von Angst unterschieden worden. Darüber hinaus war wenig bekannt über Metakognition bei psychischen Störungen. Es war daher notwendig, erst die Tools und Techniken zur Erfassung von Metakognitionen zu entwickeln, um diese Theorie zu testen. Seitdem habe ich die Entwicklung der Therapie und der Behandlungsmanuale zeitgleich mit der Prüfung der Theorie vorangetrieben.

Was, denken Sie, ist der Hauptgrund für die gute Wirksamkeit der Metakognitiven Therapie?

Adrian Wells: Es gibt aus meiner Sicht mehrere Gründe, warum MCT so effektiv ist. Zunächst einmal ist es ein Ansatz, der auf psychologischer Wissenschaft basiert, sich aus einer Theorie heraus und durch deren Prüfung entwickelt hat. Nur wenige vorhandene Behandlungsansätze haben eine solche Grundlage – die meisten basieren auf ungetesteten Theorien oder klinischen Beobachtungen. Ein weiterer Grund ist, das MCT viele neue Techniken umfasst, die spezifisch entwickelt wurden, um die im Modell angenommenen zugrunde liegenden Mechanismen und Prozesse zu verändern. Die Techniken sind nicht einfach von anderen Quellen übernommen, sondern extra für diesen Zweck konzipiert. Hinzu kommt, dass das Modell, auf dem die MCT basiert, eine kognitive Architektur beschreibt. Dies erlaubt, die Beziehung zwischen verschiedenen Ebenen und Typen des Denkens zum ersten Mal auf sehr ausgeklügelte Weise zu modellieren und so neue Möglichkeiten der Behandlung zu entwickeln. MCT ermöglicht uns, die zugrundeliegenden mentalen Prozesse und Strukturen mit mehr Verständnis und Präzision als zuvor anzugehen. Es gibt natürlich weitere Faktoren, die zur Effektivität der MCT beitragen, aber hier ist nicht der Raum, um alles aufzuführen. Als einen letzten Grund möchte ich daher nennen, dass der Ansatz transdiagnostisch ist. Das bedeutet, er bezieht sich auf allgemein gültige kausale Faktoren. Das ist nützlich, da die Behandlung für jede Kombination von Symptomen geeignet ist und Menschen häufig unter unterschiedlichen Kombinationen von Symptomen leiden.

Was fällt Ihren Patienten am leichtesten, was am schwersten bei der Anwendung der metakognitiven Techniken?

Adrian Wells: Die meisten Patienten verstehen die metakognitive Erklärung ihres Problems, die überraschend einfach ist, auch wenn die Konzepte vielleicht auf den ersten Blick etwas abstrakt erscheinen mögen. Paradoxerweise scheint es, als ob die Therapeuten möglicherweise mehr mit den Konzepten Probleme haben, weil sie nicht einfach in die bestehenden Ideen über Psychotherapie zu integrieren sind. Beispielsweise passen sie nicht zu der vorherrschenden Idee, dass Gedanken wichtig sind und auf ihren Realitätsgehalt hin überprüft werden müssen (wie dies z.B. in der Kognitiven Verhaltenstherapie gesehen wird). Patienten können verschiedene Aspekte der Behandlung als Herausforderung empfinden, es kommt dabei immer auf den einzelnen Menschen an. Weniger als eine Schwierigkeit denn als einen interessanten Punkt würde ich das Konzept der Bewusstheit ansehen. Häufig berichten mir Patienten, dass sie Losgelöste

Achtsamkeit angewandt haben und sich von ihren negativen Gedanken gelöst haben, aber bei genauerer Untersuchung wird klar, dass sie nicht-hilfreiche interne Bewältigungsstrategien eingesetzt haben, die sie zunächst selbst gar nicht wahrnehmen. Es dauert eine Weile, eine neue, flexible Beziehung zu den eigenen Gedanken aufzubauen.

Ist das Aufmerksamkeitstraining für alle Patienten geeignet?

Adrian Wells: Viele Menschen würden vom ATT profitieren, aber das heißt nicht, dass man es immer anwenden sollte. Das liegt daran, dass das Training nicht optimal wirkt, indem man es einfach nur durchführt, sondern es kommt auf die Art und Weise an, wie es eingesetzt wird. Leider ist das ATT leicht misszuverstehen und falsch einzusetzen. Beispiele für einen nicht korrekten Einsatz wären z.B.: um unerwünschte Gedanken zu kontrollieren, als Ablenkungstechnik oder zur Entspannung oder als ein Mittel, Angstsymptome zu reduzieren. Es ist nicht für diese Zwecke gedacht und wenn es so eingesetzt wird, wird es Teil einer Reihe nicht-hilfreicher Bewältigungsstrategien. Es wird am besten im jeweiligen Behandlungskontext eingesetzt und unter der Anleitung eines in Metakognitiver Therapie ausgebildeten Therapeuten, der weiß, worauf es zu achten gilt. Wir nutzen das Aufmerksamkeitstraining nicht bei jeder Störung, weil die Metakognitive Therapie ein breites Spektrum weiterer effektiver Techniken besitzt, die für bestimmte Umstände besser geeignet sind.

Schnell nachschlagen

Sich mit Freude spüren

Den eigenen Körper kennen- und schätzen lernen

- Körperwahrnehmung: wofür wir sie brauchen, und wie man sie verbessern kann
- Körper und Gefühle: Anregungen für einen wertschätzenden, achtsamen Umgang mit sich selbst

Ein guter Kontakt zum eigenen Körper ist grundlegend für die körperliche und psychische Gesundheit und Lebensqualität. Sabine Ecker beschreibt ressourcenorientiert und therapeutisch fundiert, wie man sich in seinem Körper wohler und »zu Hause« fühlen kann. Themen sind dabei auch chronischer Schmerz, Sexualität und Traumata, wo ein körperorientierter Zugang oft besonders hilfreich ist und neue Lösungsmöglichkeiten eröffnet.

- 38 Übungen: leicht durchzuführen und im Alltag umsetzbar
- Online-Material: alle Übungen zum Ausdrucken

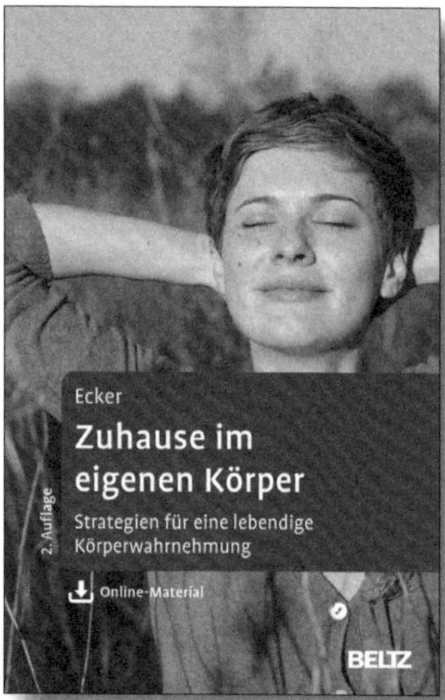

Sabine Ecker
Zuhause im eigenen Körper
Strategien für eine lebendige Körperwahrnehmung.
Mit Online-Material
2. Auflage 2023. 227 Seiten.
Gebunden.
ISBN 978-3-621-29023-4
ISBN 978-3-621-29024-1 (PDF)
ISBN 978-3-621-29025-8 (ePub)